难经

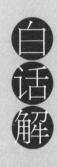

白话解

周发祥　薛爱荣　主编

河南科学技术出版社

·郑州·

图书在版编目（CIP）数据

《难经》白话解 / 周发祥，薛爱荣主编 . —郑州 : 河南科学技术出版社，2020.10

ISBN 978-7-5725-0037-4

Ⅰ . ①难…　Ⅱ . ①周…　②薛…　Ⅲ . ①《难经》—注释 Ⅳ . ① R221.9

中国版本图书馆 CIP 数据核字（2020）第 120577 号

出版发行：河南科学技术出版社

地址：郑州市郑东新区祥盛街 27 号　　邮编：450016

电话：（0371）65788613　65788629

网址：www.hnstp.cn

策划编辑：邓　为

责任编辑：杨　莉

责任校对：董静云

封面设计：中文天地

责任印制：朱　飞

印　　刷：河南新达彩印有限公司

经　　销：全国新华书店

开　　本：850mm×1168mm　1/32　印张：7.75　字数：150 千字

版　　次：2020 年 10 月第 1 版　　2020 年 10 月第 1 次印刷

定　　价：48.00 元

本书编写人员名单

主　编　周发祥　薛爱荣

副主编　刘　琰　马海涵（导图）

编　委（以姓氏笔画为序）

　　　　王扬子　王腾飞　田　英

　　　　李中正　李祥龙　张丽萍

　　　　周　凌

前　言

　　《难经》与《黄帝内经》《伤寒杂病论》《神农本草经》共为中医的四大经典。中医博大精深，根植于中华民族传统文化，多年的实践证明，"读经典，做临床"是中医成长的道路之一。

　　《难经》为《黄帝八十一难经》的简称，或称《八十一难》。其成书年代及作者皆不详，历代医家、学者均有考论，但迄今仍无定论。

　　《难经》将《黄帝内经》中深奥的中医学理论，归纳为 81 个问题，进行释疑解难。内容包括经脉、脏腑、阴阳、五行、病证、营卫、腧穴、针灸等理论的疑难问题。涉及人体正常生理、解剖、疾病、诊断与治疗，以及阴阳五行学说等方面，在阐发中医学基础理论方面占有重要地位。

　　一至二十二难主要论述脉学，介绍脉诊的基本知识，以及正常与异常的脉象。首先提出了"独取寸口"的诊脉法，把古代比较繁难的三部九候等各种诊脉法统一，确立了以手腕寸、关、尺为三部，每部之浮、中、沉为九候的"三部九候"诊脉法。

　　二十三至二十九难论述了经脉的流注始终、经络的长度、营卫度数、奇经八脉、十五络脉及其相关病证。对《灵枢·经脉篇》作了简要阐述，主言经脉气绝之证候。《难经》集中发挥了《内经》中奇经八脉的含义、内容、循行部位和起止处，以及其与十二经脉的关系、发病证候等。

三十至四十七难以脏腑学说为主要议题，介绍了脏腑的解剖形态、生理功能、营卫周行。对三焦、命门、七冲门（即唇为飞门、齿为户门、会厌为吸门、胃为贲门、胃下口为幽门、大肠小肠之会为阑门、下极为肛门）、八会理论，皆有阐释。《难经》关于人体消化道由唇到肛门的"七冲门"之论如此精彩，可以说是得益于当时医家在实际解剖中获得的科学数据。

四十八至六十一难主要论述疾病。强调要以四诊八纲为基础辨证，以五行生克关系来阐明疾病的传变、预后。列举伤寒、泄泻、癫狂、心痛、积聚等，作为辨证的范例。

六十二至六十八难主要论述针灸腧穴。重点对五脏募穴、腧穴以及五输穴主治病证进行深入论述。重视狭义腧穴和一些特定穴位与经气运行的关系，以及与脏腑的关系等。

六十九至八十一难主要论针法，如迎随补泻法、刺井泻荥法、补母泻子法、泻火补水法等，以及这些方法的应用、宜忌、注意事项。指出针刺疗法要因时制宜，要着眼于"治未病"。

《难经》不仅在理论方面丰富了祖国医学的内容，而且在临床方面颇多论述。除针灸之外，还提出了"伤寒有五"的理论，对后世伤寒学说与温病学说的发展产生了一定的影响。《难经》对诊断学、针灸学的论述也一直被医家所遵循，对历代医学家理论思维和医理研究有着广泛而深远的影响。

本次《〈难经〉白话解》的译白忠实于原文，逐句加以语译，遇有较难理解的词，则以"注释"详其意，遇有需要引申的地方，则另加"按语"以宏其旨。此外，对于《难经》的部分条文，本书也提出了一些独到的见解，供各位读者参考。本书总的目的在于帮助读者提纲挈领地掌握《难经》主旨，比较深入地领会文义，从而为系统学习，全面掌握、传承祖国医学遗产，提供了一些有利条件。

　　由于编者水平有限，本书难免存在不足之处，希望各位读者多提宝贵意见，以便今后逐步修订提高。

编者

2019 年 10 月

目　录

论 脉

一难

曰：十二经[1]皆有动脉，独取寸口[2]，以决五脏六腑死生吉凶之法，何谓也？

然：寸口者，脉之大会，手太阴之脉动也。人一呼脉行三寸，一吸脉行三寸，呼吸定息，脉行六寸。人一日一夜，凡一万三千五百息[3]，脉行五十度，周于身。漏水下百刻[4]，荣卫[5]行阳二十五度，行阴亦二十五度，

---

[1] 十二经：是指分布于全身的十二条正经，包括手太阴肺经、手阳明大肠经、足阳明胃经、足太阴脾经、手少阴心经、手太阳小肠经、足太阳膀胱经、足少阴肾经、手厥阴心包经、手少阳三焦经、足少阳胆经、足厥阴肝经。

[2] 寸口：属于手太阴肺经之动脉，位于手腕部，桡骨茎突内侧的动脉搏动处，又谓气口、脉口，统括现在所说的寸、关、尺三部。

[3] 一万三千五百息：《灵枢·脉度篇》载曰："手之六阳，从手至头，长五尺，五六三丈。手之六阴，从手至胸中，三尺五寸，三六一丈八尺，五六三尺，合二丈一尺。足之六阳，从足上至头，八尺，六八四丈八尺。足之六阴，从足至胸中，六尺五寸，六六三丈六尺，五六三尺合三丈九尺。跷脉从足至目，七尺五寸，二七一四尺，二五一尺，合一丈五尺。督脉、任脉，各四尺五寸，二四八尺，二五一尺，合九尺。凡都合一十六丈二尺……"古代"一丈"为10尺，100寸，"一十六丈二尺"为1620寸，1620寸为270息（1息为6寸），一昼夜运行50周，270×50=13500，即一昼夜需要一万三千五百息。

[4] 漏水下百刻：古计时法。见《灵枢·五十营》。在未发明钟表之前，古人以铜壶刻纹漏水以计时，名曰铜壶滴漏。一昼夜定为百刻，故曰漏水下百刻。

为一周也，故五十度复会于手太阴。寸口者，五脏六腑之所终始，故法取于寸口也。

【译文】

问：分布在人体的十二条正经在特定的部位都有搏动应手处，为何单独取寸口脉，作为诊断五脏六腑病变轻重及预后好坏的方法呢？

答：寸口，是十二经脉的总汇合处，属于手太阴肺经的搏动应手处。正常人一呼脉行走三寸，一吸脉行走三寸，一呼一吸称为一息，脉行走六寸，在一昼一夜中，人有一万三千五百次呼吸，脉气行走于身体五十个周次。漏水下注百刻的时间，营血卫气白天在全身行走二十五个周次，晚上也在人体行走二十五个周次，合起来为一周。五十个周次后再次交汇于寸口手太阴肺经。正因为寸口为五脏六腑的起止点，所以诊脉要诊寸口脉。

【按语】

第一难所讲述的内容非常重要，正是这一难使得《难经》成为中医学奠基的四大经典之一。我们现代中医临床讲求的望、闻、问、切"四诊"里面的切脉诊法，严格来讲是从《难经》

---

[5] 荣卫：荣，即营血；卫，即卫气。荣卫相随而行，始于中焦，注手太阴，运行于经脉之中，白天循行周身二十五次，黑夜循行周身二十五次，共五十次，又会合于手太阴。

开始的。《黄帝内经》里面讲述的切脉方法有很多种，比如"寸"（寸口）、"尺"（小臂内侧）切脉法，寸口、人迎对比法，三部九候法等。将"切脉"固定于"寸口"这个位置，即"独取寸口"的说法是《难经》首次强调的，所以说《难经》的第一难为后世的诊脉技术奠定了基础。

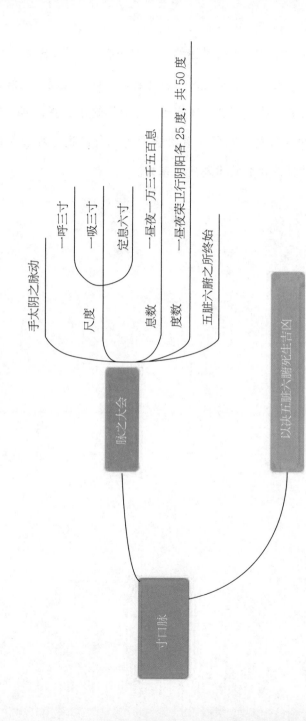

一难之寸口脉图

手太阴之脉动

尺度 ┬ 一呼三寸
     ├ 一吸三寸
     └ 定息六寸

息数 一昼夜一万三千五百息

度数 一昼夜荣卫行阴阳各 25 度，共 50 度

五脏六腑之所终始

脉之大会

以决五脏六腑死生吉凶

寸口脉

二难

曰：脉有尺寸，何谓也？

然：尺寸者，脉之大要会也。从关至尺[1]是尺内，阴之所治也；从关至鱼际[2]是寸内，阳之所治[3]也。故分寸为尺，分尺为寸[4]。故阴得尺内一寸，阳得寸内九分。尺寸终始，一寸九分，故曰尺寸也。

【译文】

问：脉诊有尺与寸，这个是怎么回事呢？

答：从尺脉到寸脉是经脉之气的交汇处。从关脉到尺泽是尺内，属于阴气管理的地方，从关脉到鱼际是寸内，属阳气管理的地方。所以除去从鱼际到关脉的一寸，向下就是尺脉，除去从尺泽到关脉的一尺，向上就是寸脉。切按寸口不需要这么长，因此下指切脉的部位，阴是关脉以下，靠近关脉的

---

[1] 关：分界之义，介于尺寸之间，位在掌后高骨（桡骨茎突）内侧下方。尺：指尺泽穴，在肘横纹大筋（肱二头肌）外侧，这里指肘横纹。
[2] 鱼际：穴名，在拇指本节后赤白肉际，此处肌肉丰厚，称为鱼，它的边缘叫作鱼际。
[3] 治：治理，管理。从鱼际至关脉，属于寸部脉范围，属阳，主候心肺，故为阳之所治；从关脉到尺泽，属于尺部脉范围，属阴，主候肾，故为阴之所治。
[4] 寸：这里指同身寸。

一寸，阳是尺脉以上一寸的九分，由尺到寸的止点和起点，为一寸九分，所以叫尺寸。

【按语】

　　将"寸口"分为寸、关、尺三部分，是《难经》的又一成就。《黄帝内经》中虽然也出现了"寸口"的说法，但并没有明确提出寸、关、尺的划分。因此，本难的意义在于将"寸口"分为三部分，并且应用同身寸的方式，明确了每一部分的长度。后世关于寸、关、尺三部的切脉要论，盖肇于此。

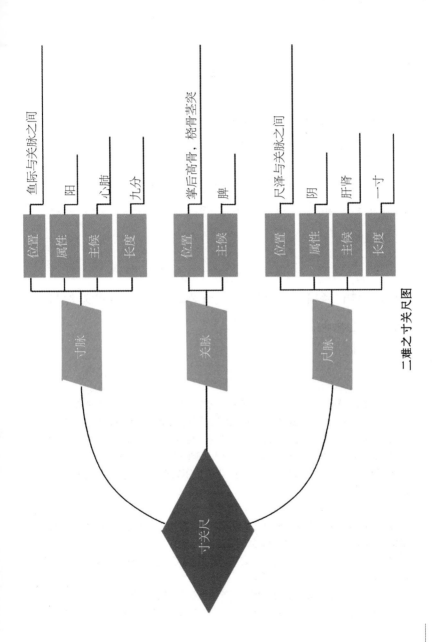

二难之寸关尺图

寸脉
- 位置 鱼际与关脉之间
- 属性 阳
- 主候 心肺
- 长度 九分

关脉
- 位置 掌后高骨,桡骨茎突
- 主候 脾

尺脉
- 位置 尺泽与关脉之间
- 属性 阴
- 主候 肝肾
- 长度 一寸

寸关尺

三难

曰：脉有太过，有不及，有阴阳相乘，有覆有溢[1]，有关有格[2]，何谓也？

然：关之前者，阳之动也，脉当见九分而浮[3]。过者，法曰太过；减者，法曰不及。遂上鱼为溢，为外关内格，此阴乘之脉也[4]。

关之后者，阴之动也，脉当见一寸而沉[5]。过者，法曰太过；减者，法曰不及。遂入尺为覆，为内关外格，此阳乘之脉也[6]。

---

[1] 有覆有溢：覆，覆盖，有自上而下覆的含义；溢，满溢，有自内向外溢的含义。覆脉是寸脉下移尺部，以致寸部无脉；溢脉是寸脉太盛而上冲鱼际，以致尺部无脉。所以说上覆下溢，都是孤阴孤阳上下相离阴阳决绝的脉象，故属于预后不良的死脉。

[2] 有关有格：关，关闭；格，格拒。都是指人体阴阳之气发生了内外阻隔不通的危象。

[3] 滑寿注："关前为阳，寸脉所动之位，脉见九分而浮。九，阳数；寸之位浮，阳脉，是其常也。"

[4] 遂：形容过盛之脉直行无阻的状态。滑寿注："经曰：阴气太盛，则阳气不得相营也，以阳气不得营于阴，阴遂上出而溢于鱼际之分，为外关内格也。外关内格，谓阳外闭而不下，阴从而内出以格拒之，此阴乘阳位之脉也。"

[5] 滑寿注："关后为阴，尺脉所动之位，脉见一寸而沉。一寸，阴数；尺之位沉，阴脉是其常也。"

[6] 滑寿注："经曰：阳气太盛，则阴气不得相营也。以阴气不得营于阳，阳遂下陷而覆于尺之分，为内关外格也。内关外格，谓内闭而不上，阳从而外入以格拒之，此阳乘阴位之脉也。"

故曰覆溢，是其真脏之脉，人不病而死也^[7]。

【译文】

问：脉的搏动，有的太过，有的不及，有的阳脉乘于阴位，有的阴脉乘于阳位。有的不足，有的满溢，有的关闭，有的格拒，是怎么回事呢？

答：关以前的寸部是阳气搏动的部位，脉象应该是长九分并且呈现出浮象，超过九分的是太过的脉，不足九分的脉称为不及的脉。若阴气太盛，使寸脉之气向上冲入鱼际，而尺部反而无脉的，称为溢脉。这是由于阳气被拒于关，阴气格拒于内所致，这是阴盛乘阳之脉。

在关脉以后的尺部，是阴气搏动的部位，脉象应当长一寸并且为沉脉。如果脉象超过关脉后一寸，为太过的脉象，如果关后脉象不到一寸则为不及的脉。若阳气太盛，逼迫寸脉之气行于尺部，而寸部反而无脉的称为覆脉。这是因为阳气盛于内，阴气被格拒于外所致，这是阳盛乘阴之脉。

因此，覆脉、溢脉都是阴阳之气相互格拒的真脏脉，如果出现了这样的脉象，即使没有表现出来明显的临床症状，病情也已十分严重，距离死亡不远了。

---

[7] 人不病而死：指虽无明显的临床症状，但脉象已败，预后不良。滑寿注："覆溢之脉，乃孤阴独阳，上下相离之诊，故曰真脏之脉，谓无胃气以和之也。凡人得此脉，虽不病犹死也。"

【按语】

　　"关""格"的说法在《黄帝内经》里面也有提及，如《六节藏象论篇第九》中说："人迎与寸口俱盛四倍以上为关格，关格之脉赢，不能极于天地之精气，则死矣。"《脉要精微论篇第十七》中说："阴阳不相应，病名曰关格。"但《内经》里面对于"关""格"的描述并不具体，而《难经》第三难明确了"关""格"脉象的具体表现及其意义。

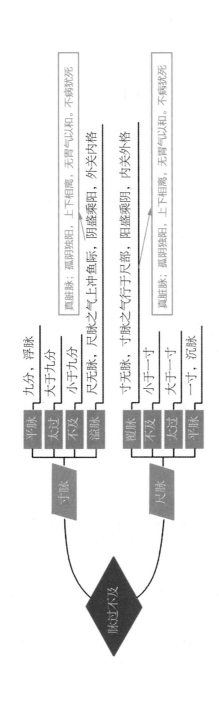

三难之脉过不及图

脉过不及

寸脉
- 平脉 九分，浮脉
- 太过 大于九分
- 不及 小于九分
- 溢脉 尺无脉，尺脉之气上冲鱼际，阴盛乘阳，外关内格

真脏脉：孤阴独阳，上下相离，无胃气以和。不病犹死

尺脉
- 覆脉 寸无脉，寸脉之气行于尺部，阳盛乘阴，内关外格
- 不及 小于一寸
- 太过 大于一寸
- 平脉 一寸，沉脉

真脏脉：孤阴独阳，上下相离，无胃气以和。不病犹死

四难

曰：脉有阴阳之法，何谓也？

然：呼出心与肺，吸入肾与肝，呼吸之间，脾受谷味也，其脉在中 [1]。浮者阳也，沉者阴也，故曰阴阳也 [2]。

心肺俱浮，何以别之？

然：浮而大散者心也，浮而短涩者肺也 [3]。

肾肝俱沉，何以别之？

然：牢 [4] 而长者肝也；按之濡，举指来实者肾也；脾者中州，故其脉在中，是阴阳之法也。

脉有一阴一阳，一阴二阳，一阴三阳；有一阳一阴，一阳二阴，一阳三阴。如此之言，寸口有六脉俱动邪？

然：此言者，非有六脉俱动也，谓浮、沉、长、短、

---

[1] 丁锦注："脉之阴阳，虽在于尺寸，然阴阳之气，又在于浮沉，如心肺居上，阳也，呼出必由之；肾肝居下，阴也，吸入必归之；脾受谷味而在中，则呼出吸入无不因之。故诊脉之法，浮取乎心肺之阳，沉取乎肾肝之阴，而中应乎脾胃也。"脾受谷味，其脉在中，包含脉有胃气的意思。又，徐大椿云："'受谷味'三字，亦属赘辞。"可参。

[2] 浮取所得，属心肺之阳脉；沉取所得，属肝肾之阴脉。此以脉位深浅之阴阳言正常脉象。

[3] 滑寿注："心肺俱浮，而有别也。心为阳中之阳，故其脉浮大而散；肺为阳中之阴，其脉浮而短涩。"张寿颐注："心肺在上，故其脉俱浮。惟心气发皇，如夏季畅茂之象，合德于火，故脉大而散，言其飞扬腾达，如火焰之飘举，非涣散不收之散脉。

滑、涩也。浮者阳也，滑者阳也，长者阳也；沉者阴也，短者阴也，涩者阴也。所谓一阴一阳者，谓脉来沉而滑也；一阴二阳者，谓脉来沉滑而长也；一阴三阳者，谓脉来浮滑而长，时一沉也。所谓一阳一阴者，谓脉来浮而涩也；一阳二阴者，谓脉来长而沉涩也；一阳三阴者，谓脉来沉涩而短，时一浮也[5]。各以其经所在，名病顺逆也[6]。

【译文】

问：脉象有阴阳的区别，是怎么说的呢？

答：呼出依赖于心肺功能的正常，吸入依赖于肝肾功能的正常发挥，在呼出与吸入之间，是脾受水谷精微之气的时候，所以，脾的脉象居于中间。浮脉为阳脉，沉脉为阴脉，所以说脉象有阴阳的区别。

问：心肺的脉象都是浮脉，怎么区别呢？

答：脉象浮，脉体偏大而且散的是心脉；脉象虽浮，但是脉体短兼有涩象的是肺脉。

肺气肃降，如秋令收敛之状，合德于金，故脉短而涩，言其抑降静穆，如金体之凝重，非涩而不流之涩脉。"互参。

[4] 牢：《脉经》牢脉，似沉似伏，实大而长，微弦。

[5] 徐大椿注："浮沉长短以形言，滑涩以质言，三阴三阳互见之象，举其例而言，亦互相错综，非一定如此。但浮沉可以相兼，而滑涩长短不得并见，亦所当晓。"

[6] 经：十二经，十二经分别络属脏腑，因而这里实际是代表各脏腑。顺逆：病变预后吉凶。滑寿注："夫脉之所至，病之所在也。以脉与病及经脏腑参之，某为宜，某为不宜，四时相应不相应，以名病之逆顺也。"

肝肾脉象都是沉脉，怎么区别呢？

答：重按明显，且脉体较长者，是肝脉；重按脉象浮细极软，稍微用力则脉象有力，搏动应手的，是肾脉。心肺在上焦，肝肾在下焦，脾属于中焦，所以它的脉象也是居中，不浮也不沉。这是脉象阴阳的区别。

脉象有一阴一阳，一阴二阳，一阴三阳；有一阳一阴，一阳二阴，一阳三阴。这样的话，寸口有六种脉象同时搏动吗？

答：这样说，并不是寸口同时有六种脉象一起搏动，而是指浮、沉、长、短、滑、涩六种脉象。浮脉、滑脉、长脉属于阳脉，短脉、沉脉、涩脉属于阴脉。所谓的一阴一阳脉，是脉来沉兼滑的脉象；一阴二阳脉，是指脉沉滑兼长的脉象；一阴三阳脉，是脉来浮滑兼长，不时有一沉的脉象。所谓的一阳一阴脉，是指脉浮兼有涩象；一阳二阴脉，是指脉长而兼有沉涩之象；一阳三阴脉，是指脉象沉涩而短，不时有一浮之象。因此，在诊脉时，应分别根据各经相应部位上的脉搏变化来判断病情的顺逆。

【按语】

这一难中所说的"呼出心与肺，吸入肾与肝"，是一句十分玄妙的话，按照字面意思来理解的话，就是当脉搏跳动时，脉起，与心肺的功能相关，脉落，与肝主疏泄和肾主纳气的功能相关。在《黄帝内经》和《难经》中时常会出现以"人之气喘"的"喘"来形容脉的搏动类似于喘，即用"喘"这个代表呼吸的词来代表脉象，这属于通感的写法。本难中也应用了通感的修辞手法，把呼吸和脉象结合起来，并利用脉象和呼吸的通感，把全身五脏结合了起来，扩大我们对"呼吸浅表"这一症状的认识，强调了人的呼吸和脉搏的一致性。提示我们在临床工作中，在切脉的时候，应该辨别脉象的阴阳，把各种复杂情况糅合为一体，全方位地考虑脉象的变化。

《难经》通过脉象辨析疾病阴阳、表里（内外）、寒热、虚实病机的内容，特别是其基于阴阳脉法而提出的"浮者阳也，沉者阴也"，关之前后分阴阳，阴阳相乘、伏匿及关格、覆溢脉象等的主病机制，对临床亦甚有启发作用和运用价值，根据脉象辨析病机，往往是辨证论治过程中的重要内容。强调脉象的重要性也是使《难经》成为医学经典的重要原因之一。

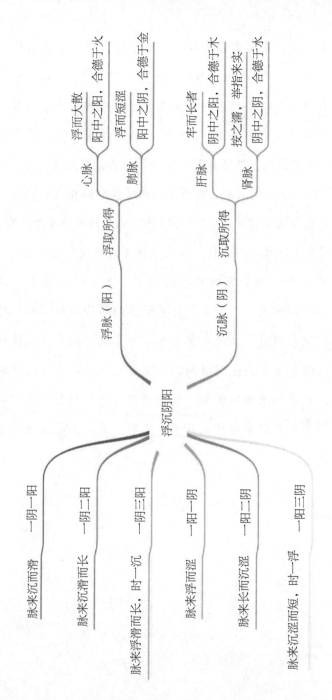

四难之阴阳浮沉图

五难

曰：脉有轻重[1]，何谓也？

然：初持脉[2]，如三菽[3]之重，与皮毛相得者，肺部也。如六菽之重，与血脉相得者，心部也。如九菽之重，与肌肉相得者，脾部也。如十二菽之重，与筋平者，肝部也。按之至骨，举指来疾者，肾部[4]也。故曰轻重也。

【译文】

问：诊脉时手指的力度有轻有重，是什么意思呢？

答：刚开始诊脉的时候，好比用三个豆子重量大小的力度，轻轻放到皮肤上，就是肺部脉的位置，可以感知肺脏的病理生理变化；用六个豆子重量大小的力度，按到皮肤深部的血管，是心部脉的位置，可以感知心脏的病理生理变化；用九个豆子大小的力度，深按至肌肉，是脾部脉的位置，可以感知脾脏的病理生理变化；用十二个豆子重量大小的力

---

[1] 张寿颐注："此节言诊脉时下指轻重之分，即所以辨别五脏之气。"

[2] 持脉：即把脉、按脉，中医望闻问切中的切法，诊病方法之一。

[3] 菽：古代豆的总称。

[4] 肺部、心部、肝部、脾部、肾部：古代诊脉时，五脏所对应得部位。其中，关于肾部，周学海注："脉，血也，其动，气也。肾间水火，真气所蒸，按之至骨，则脉道阻，其气不能过于指下。微举其指，其来觉疾于前。此见肾气蒸动，勃不可遏，故曰肾部也。"

度，深按到筋脉，是肝部脉的位置，可以感知肝脏的生理病理变化；用再大点的力度，深按到骨骼，感悟指目下脉象来去快慢变化，是肾部脉的位置，可以感知肾脏病理生理变化。这就是诊脉力度有轻有重的意思。

【按语】

在第四难以浮沉分阴阳以候五脏脉之后，第五难也提出了以五层的指力轻重，分五部以候五脏的诊脉方法。本难中，以三菽（豆）、六菽、九菽、十二菽等重量比喻指力的逐步加大，实际也就是说明五脏脉位的浅深，所论诊脉方法及原理亦与浮沉阴阳脉法一致，但脉位分为深浅五层，区别更难，故后世师其意而不泥其法，临床上少为引用。

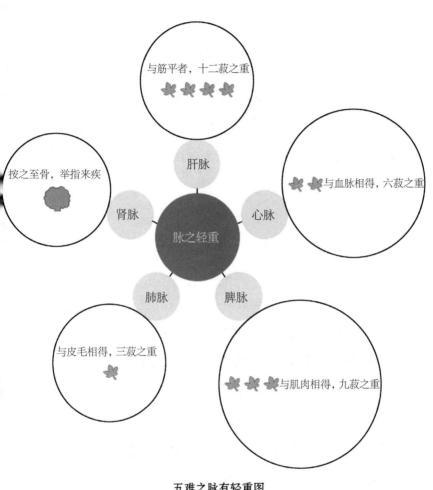

五难之脉有轻重图

六难

曰：脉有阴盛阳虚，阳盛阴虚[1]，何谓也？

然：浮之损小，沉之实大[2]，故曰阴盛阳虚。沉之损小，浮之实大，故曰阳盛阴虚。是阴阳虚实之意也。

【译文】

问：病理状态下脉象有阴过盛阳不足的脉象，也有阳过盛阴不足的脉象，是什么意思？

答：浮脉属阳，本来应该轻按在皮肤就可得正常大小脉象，在病理情况下，如果轻按在皮肤上，触得虚损体形偏小的脉象，重按反而触得盛实体形偏大的脉象，这就是阴过盛而阳不足的脉象。沉脉属阴，本来应该重按至筋骨肌肉而得正常大小的脉象，在病理情况下，如果重按取得脉形虚损偏小的脉象，轻按却能感触到盛实偏大的脉象，这就是阳过盛、阴不足的脉象。这些就是脉象的阴阳虚实情况。

---

[1] 阴、阳：指浮取、沉取。盛、虚：指太过、不及。徐大椿注："此与上文脉有阴阳之法不同。上文言脉之属于阴、属于阳，平脉也；此则言阴分之脉与阳分之脉，有太过、不及，病脉也。"

[2] 损小，实大：相反的脉象。损是形容脉来细软而有不足的现象。实是形容脉来有力而显有余的形态。

【按语】

本难先用脉象的浮沉定阴阳，之后再根据脉的形状定阴阳，并将两者相结合，用来判断人体阴阳的盛衰虚实。

本难与第五难有所不同，第五难虽然也是依据五脏脉位的深浅来判定阴阳，但那是平人的脉象，而本难中所说的阴分脉和阳分脉，出现了太过、不及的情况，属于病理性脉象。

七难

曰：经言少阳之至，乍大乍小、乍短乍长。阳明之至，浮大而短；太阳之至，洪大而长；太阴之至，紧大而长；少阴之至，紧细而微；厥阴之至，沉短而敦[1]。此六者，是平脉邪，将病脉邪？

然：皆王脉[2]也。

其气以何月，各王几日？

然：冬至之后，初得甲子[3]少阳王，复得甲子阳明王，复得甲子太阳王，复得甲子少阴王，复得甲子太阴王，复得甲子厥阴王。王各六十日，六六三百六十日，以成一岁。此三阳三阴之王时日大要也[4]。

---

[1] 滑寿注："少阳之至，阳气尚微，故其脉乍大乍小、乍短乍长；阳明之至，犹有阴也，故其脉浮大而短；太阳之至，阳盛而极也，故其脉洪大而长。阳盛极则变而之阴矣，故夏至后为三阴用事之始；而太阴之至，阴气尚微，故其脉紧大而长；少阴之至，阴渐盛也，故其脉紧细而微；厥阴之至，阴盛而极也，故其脉沉短而敦。"

[2] 王脉：王与旺相通，即旺盛的意思。在每一时令季节中，适应气候正常变化所表现的脉象，统称为旺脉，如春弦、夏钩、秋毛、冬石等，都属于当令的旺脉之类。

[3] 甲子：一个甲子就是六十日。类似于我国古代采用干支纪年法，由十天干的甲、丙、戊、庚、壬和十二地支的子、寅、辰、午、申、戌相配，以十天干的乙、丁、己、辛、癸和十二地支的丑、卯、巳、未、酉、亥相配，共六十组，周而复始循环使用。一个甲子年是六十年，而一个甲子就是六十。

[4] 张寿颐注："此又以一年四季分为六节，就时令之阴阳盛衰，而言脉象应时之盈缩。"

【译文】

问：医经上说少阳经当令时，脉形有大有小，脉长有短有长。阳明经当令时，脉位表浅，脉形较大，长度较短；太阳经当令时，脉象来盛去衰，状如洪水，脉形偏大，长度偏长；太阴经当令时，脉象绷紧，脉形偏细，长度偏长；少阴经当令时，脉象绷紧，脉形偏细，长度偏短；厥阴经当令时，脉位偏深，脉象厚实，长度偏短。这六种脉象，是正常的脉象，还是病理的脉象呢？

答：这些都是符合时令而旺盛的脉象。

问：经脉的气血在一年中哪月哪日旺盛呢？各自会旺盛多长时间呢？

答：冬至之后，第一个六十天是少阳经气血旺盛的时候，第二个六十天是阳明经气血旺盛的时候，第三个六十天是太阳经气血旺盛的时候，第四个六十天是少阴经气血旺盛的时候，第五个六十天是太阴经气血旺盛的时候，第六个六十天是厥阴经气血旺盛的时候。每个经脉当令六十天，共三百六十天，是一年的时间，这就是三阴经和三阳经，经脉当令，气血旺盛的时间。

【按语】

本难介绍的是古人描述脉象天人合一的一种理论——六十首，即六十天一个脉象。六十首也是古人描述脉象"天人合一"的一种说法。古时候，描述脉象的"天人合一"有多种说法，比如脉象合于四时，脉象合于一甲子，其实都强调了脉象和天象变化的规律有关。

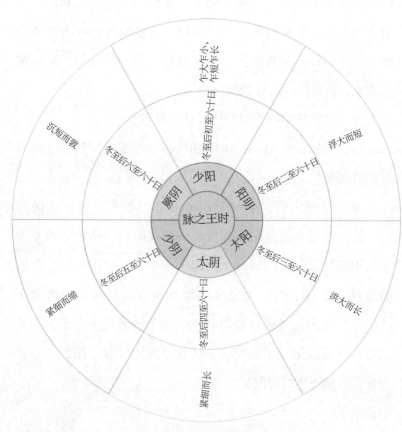

七难之王脉图

八难

曰：寸口脉平而死[1]者，何谓也？

然：诸十二经脉者，皆系于生气之原。所谓生气之原[2]者，谓十二经之根本也，谓肾间动气[3]也。此五脏六腑之本，十二经脉之根，呼吸之门[4]，三焦之原。一名守邪之神。故气者，人之根本也，根绝则茎叶枯矣。寸口脉平而死者，生气独绝于内也。

【译文】

问：寸部脉象没有明显的异常，病人却亡故了，这是为什么呢？

答：十二经脉的气血都与气的本源相联系。产生气的本

---

[1] 寸口：指寸部。寸口脉平，是指寸部脉象没有显著的异常，而尺部却有明显的变化，对尺部的变化来说，则寸口脉平。吕广注："人以尺脉为根本，寸脉为茎叶。寸脉虽平，尺脉绝，上部有脉，下部无脉者，死也。"又，张寿颐注："元气既败，自无生理。然果是本实先拔，寸口脉未有不变者。竟谓寸口脉平而死，终是言之太过。"可参。

[2] 生气之原：生气就是正气、元气。原是本源或根源的意思。

[3] 肾间动气：是指两肾间所藏的生气，为人体生命活动的天真本源之气，即命门元气。虞庶注："两肾之间动气者，乃人所受父母之原气也。"又，吕广注："夫气冲之脉者，起于两肾之间，主气，故言肾间动气。"是以肾间动气为冲脉所主之气。吕氏之注，揆之生理病理，难于符合，故从虞注。

[4] 呼吸之门：门是门户，门户有开合出入的作用。呼吸之门，就是司呼吸之气开合出入的枢要之处。

源，是十二经脉的根本，是两肾之间的动气，也就是我们说的命门。命门是五脏六腑的根本，是十二经脉的根基，是呼吸之本，是三焦通行诸气的源头，也有人说命门之气是人体抵抗邪气的根本。因此，命门之气是人体生命活动的本源，就像大树的树根一样。如果树根坏死，树干枝叶就会枯萎，同样，命门之气衰竭的人，即便是寸口脉象看似正常，也会亡故。

【按语】

《难经》的第八难和第十四难是一致的，都是强调了肾间动气的重要性。肾间动气有很多名称，例如呼吸之门、三焦之原、守邪之神等，但其究竟是什么，学术界目前也没有确切的定义，但大家都一致认为肾间动气是脉象之根，十二经的根本。

本难同样强调了脉要"有根""有神"。无论何脉，和缓有力即是元气充沛之象，若按之空豁无力，则是元气衰弱。特别是尺部脉象，脉虚则元气不足，脉废则元气败绝。

关于这一难，元代医学家滑寿在《难经本义》一书中指出："此篇与第一难之说，义若相悖，然各有所指也。一难以寸口决死生者，谓寸口为脉之大会，而谷气之变见也。此篇以原气言也。人之原气盛则生，原气绝则寸口脉虽平犹死也。原气言其体，谷气言其用也。"滑氏此注，不但引导读者深入理解原文，也精要分析了元气与谷气的关系。

八难之寸脉平犹死图

九难

曰：何以别知脏腑之病耶？

然：数[1]者腑也，迟[2]者脏也。数则为热，迟则为寒。诸阳为热，诸阴为寒。故以别知脏腑之病也。

【译文】

问：从脉象上怎么分辨病位是在五脏还是在六腑呢？

答：脉率偏快的数脉是病在六腑，脉率偏慢的迟脉是病在五脏。数脉表示体内有热邪，迟脉表示体内有寒邪。阳邪表现出热象，阴邪表现出寒象，所以依据脉象的快慢可以辨别病位是在五脏还是在六腑。

---

[1] 数：数脉，脉率快，一呼一吸间，次数超过 5 次。
[2] 迟：迟脉，脉率慢，一呼一吸间，次数不足 4 次。

十难

曰：一脉为十变[1]者，何谓也？

然：五邪[2]刚柔相逢之意也。假令心脉急甚者，肝邪干心也；心脉微急者，胆邪干小肠也；心脉大甚者，心邪自干心也；心脉微大者，小肠邪自干小肠也；心脉缓甚者，脾邪干心也；心脉微缓者，胃邪于小肠也；心脉涩甚者，肺邪干心也；心脉微涩者，大肠邪干小肠也；心脉沉甚者，肾邪干心也；心脉微沉者，膀胱邪干小肠也。五脏各有刚柔邪，故令一脉辄变为十也。

【译文】

问：一脏的脉象有十种变化，是什么意思？

答：就是五行刚柔相生相克的意思。比如心脉与夏气相通，脉象本来应该脉位偏表，脉形偏大，紧张度低而松散，如果出现脉形绷紧、紧张度增高的弦脉，是肝脉克心脉，即木克土的意思。小肠是与心相表里的腑，小肠脉象应该脉位

---

[1] 一脉为十变：指一脏的脉象，产生十种变态。

[2] 五邪：邪是不正之气，泛指一切致病的因素。张寿颐注："此以五脏之气，征之以脉，各有偏胜，则谓之邪，故曰五邪。而又以五腑配之，则一脏而相乘得十，故曰刚柔相逢，犹言脏腑相胜云尔。"

偏表，脉形偏大，力度洪盛，如果见到脉象偏长、紧张度偏高的弦脉，是胆脉克小肠脉。心脉脉象本来应该洪大，但是如果脉象过大，属于心脏本病，心脉脉象稍微大些，属小肠本病。缓脉属脾，如果心脉位置出现缓脉，是脾邪乘心，如果心脉稍微缓，是胃腑的邪气干扰小肠。涩脉是肺脉的脉象，如果心脉的脉象出现涩脉，是肺脏之邪干扰心脏，如果是轻微有涩象，是大肠的邪气干扰小肠。沉脉是肾的脉象，如果心脉的位置上出现沉脉，是肾脏之邪干扰心脏。如果是出现轻微沉脉，是膀胱的邪气干扰小肠。五脏各有或刚强或柔和的邪气，从而导致了一脏的脉象有十种变化。

【按语】

本难说明一个脏的脉可以有多种变化，通过一部脉就可以诊察全身五脏六腑的情况。比如，从肝脉诊断五脏，或从心脉诊断五脏。通过细心体悟一部脉来诊察该部脉的主脏和全身五脏六腑的关系，这叫"一脉变十脉"。

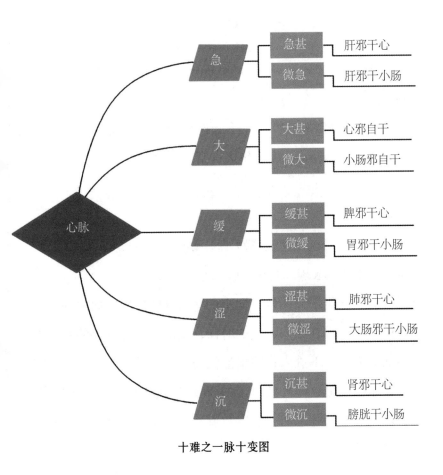

十难之一脉十变图

十一难

曰：经言脉不满五十动而一止[1]，一脏无气者，何脏也？

然：人吸者随阴入，呼者因阳出[2]。今吸不能至肾，至肝而还，故知一脏无气者，肾气先尽[3]也。

【译文】

问：医经说脉搏连续跳动不满五十次就停止一次，是一脏没有生气的表现，是哪一脏呢？

答：根据阴阳属性，向上的、向外的属阳，向内的、向下的属阴。人在吸入清气的时候，是由于下焦肝肾的纳气作用而向内、向下进入；呼出浊气的时候，是由于上焦心肺宣发输布而向上、向外散出。如今吸气不能到达肾部，到达肝脏就向上、向外返回，所以知道一个脏没有了生气，应该是肾气消耗殆尽了。

---

[1] 止：指脉搏歇止，与《灵枢·根结》"五十动而不一代"之"代"同义。

[2] 阴、阳：这里指脏器部位的上下，与四难"呼出心与肺，吸入肾与肝"同义。

[3] 滑寿注："五脏肾在最下，吸气最远。若五十动不满而一止者，知肾无所资，气当先尽。尽，犹衰竭也，衰竭则不能随诸脏气而上矣。"

十二难

曰：经言五脏脉已绝[1]于内，用针者反实其外；五脏脉已绝于外，用针者反实其内。内外之绝，何以别之？

然：五脏脉已绝于内者，肾肝气已绝于内也，而医反补其心肺；五脏脉已绝于外者，心肺气已绝于外也，而医反补其肾肝。阳绝补阴，阴绝补阳，是谓实实虚虚，损不足而益有余。如此死者，医杀之耳。

【译文】

问：医经上说，五脏的脉象，表现出内部已经虚绝，而医者在针治时，反用补法充实外部；五脏的脉象，表现出外部已经虚绝，而医者在针治时，反用补法充实其内部。所说内部与外部虚绝的情况，怎样来区别呢？

答：属阴的肝肾之气已经虚损不足，而医家反补益属阳的心肺之气；属阳的心肺之气已经虚损不足，而医家反补益属阴的肝肾之气。阳脏虚损却补益阴脏，阴脏不足却补益阳

---

[1] 绝：虚损不足的意思。

脏。阳脏虚补益阴脏，使阴脏更胜而阳脏更虚，反之亦然，这就是所谓的使虚者更虚、实者更实，削弱了原本不足的，去补益原本有余的。像这样造成死亡的，完全是因为医家治疗不当造成的。

【按语】

这一难论的是五脏脉内外之绝，治疗的时候务必要通过诊脉辨别清楚五脏中哪一脏虚，哪一脏实，五脏各分阴阳，阴虚补阳、阳虚补阴都是错误的，如果因为脉诊不准确而导致治疗错误，导致患者死亡，这就是重大的医疗过失了。本难根据五脏脉"绝于内""绝于外"而申明的毋"实实虚虚，损不足而益有余"的治疗禁忌，指出了诊脉在指导治疗方面的意义。

本难开篇即说"经言"，这里的"经"大多数学者认为即是《黄帝内经》。关于《难经》与《内经》的关系，历代学者大多认为《难经》系为《内经》释难解惑而作，《难经》书中自第七难起，引"经言"者凡35处，其中大部分可以在《内经》找到出处，如十一难中的"经言脉不满五十动而一止，一脏无气"，原文在《灵枢·根结》；本难中所说的"经言五脏脉已绝于内，用针者反实其外；五脏脉已绝于外，用针者反实其内"，原文在《灵枢·九针十二原》。

十三难

曰：经言见其色而不得其脉，反得相胜之脉者即死，得相生之脉者，病即自已。色之与脉当参相应[1]，为之奈何？

然：五脏有五色，皆见于面，亦当与寸口尺内[2]相应。假令色青，其脉当弦而急；色赤，其脉浮大而散；色黄，其脉中缓而大；色白，其脉浮涩而短；色黑，其脉沉濡而滑。此所谓五色之与脉当参相应也。

脉数，尺之皮肤亦数；脉急，尺之皮肤亦急；脉缓，尺之皮肤亦缓；脉涩，尺之皮肤亦涩；脉滑，尺之皮肤亦滑。

五脏各有声色臭味，当与寸口尺内相应。其不应者病也。假令色青，其脉浮涩而短，若大而缓为相胜；浮大而散，若小而滑为相生也。

经言知一为下工，知二为中工，知三为上工。上工者十全九，中工者十全七[3]，下工者十全六，此之谓也。

---

[1] 色之与脉当参相应：参，参合。相应，是相互适应，即两相符合的意思。某一脏有病时该脏所特有的颜色和脉象应该一致。

[2] 寸口：指寸、关、尺三部。尺内：指关部到尺泽穴一段的皮肤，即尺肤。

[3] 七：《难经集注》作八。

【译文】

问：医经上说见到病人面色呈现出某脏主色，却诊不到该脏所主之脉，反而诊到相克之脏的主脉，病情多预后较差，若诊到相生之脏所主之脉，病情预后较好。色诊与脉诊当相互参照对应，这在临床上是如何运用的呢？

答：五脏有五种不同的颜色，都能反映于面部，也应与寸口的脉象、尺肤的色泽相对应。假如病人面色发青，脉象应当弦而急；其面色发红，脉当浮大而散；面色发黄，脉当从容和缓而稍大；面色发白，脉当浮涩而偏短；面色发黑，脉当沉濡而兼有滑象。这就是所谓的五脏的色与脉相互对应的征象。

脉象频数，尺部的皮肤也显现热象；脉象急促，尺部的皮肤也发紧；脉象和缓，尺部皮肤也相应和缓；脉象涩滞，尺部皮肤也涩滞；脉现滑象，尺部皮肤也出现滑象。

五脏各自有其相应的声音、颜色、气味、味道，应当与寸口脉、尺内皮肤相对应，如果没有相对应，则为病态。假如面色发青，其脉象却浮涩而短，或脉象体大而和缓，均为相克的脉象；如果出现脉象浮大而散，或者脉体小而偏滑，均为相生的脉象。

医经上说，察面色、切脉、按尺肤这三种诊断方法，能掌握其中一种的是下工，能掌握其中两种的为中工，能掌握其中三种方法的为上工。上工治病，治疗十人，可使九人痊愈；中工治病，治疗十人，可使七人痊愈；下工治病，治疗十人，可使六人痊愈，这就是色脉尺肤诊法的配合应用。

【按语】

本难讲述的是色脉尺肤诊法的配合应用，强调了要准确判定病情，确定病位、病性，同时强调了多诊合参，特别是色脉合参的重要性。

《难经》虽以诊脉至要至精，具有"决五脏六腑死生吉凶"之功，但亦将脉诊作为望、闻、问、切四诊方法之一，具体诊病，必须把脉象与其他诊病方法所得诊病资料参合分析，才能准确把握病机，诊断病证，故本难言："知一为下工，知二为中工，知三为上工。上工者十全九，中工者十全七，下工者十全六。" 其论述贯彻了"能合脉色，可以万全"的四诊合参原则。

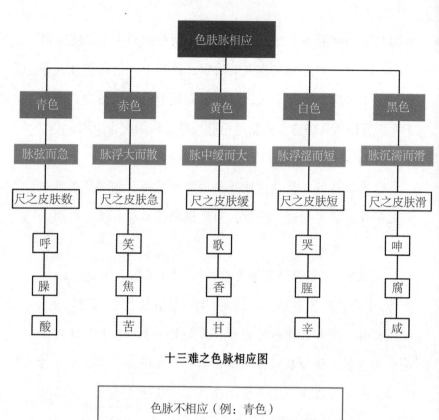

十三难之色脉相应图

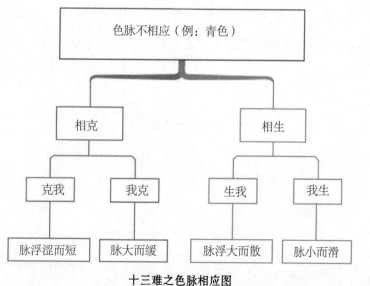

十三难之色脉相应图

十四难

曰：脉有损至[1]，何谓也？

然：至之脉，一呼再至曰平，三至曰离经[2]，四至曰夺精[3]，五至曰死，六至曰命绝。此至之脉也。何谓损？一呼一至曰离经，再呼一至曰夺精，三呼一至曰死，四呼一至曰命绝。此损之脉也。至脉从下上，损脉从上下也[4]。

损脉之为病奈何？

然：一损损于皮毛，皮聚而毛落[5]；二损损于血脉，血脉虚少，不能荣于五脏六腑；三损损于肌肉，肌肉消瘦，饮食不能为肌肤；四损损于筋，筋缓不能自收持；五损损于骨，骨痿不能起于床。反此者，至于收病也[6]。从上下者，骨痿不能起于床者死；从下上者，皮聚毛落者死。

---

[1] 损：减、退的意思。至：增、进的意思。脉搏次数较正常减少的为损脉，增多的为至脉。滕万卿注："损似迟，至似数，至者进，损者退。所谓损至，即数迟之意也。第九难既言数迟，然彼专为分脏腑寒热言之。此谓下部阴虚，而阴中之阳升为至；上部阳虚，而阳中之阴降为损，皆自渐至极之义。"

[2] 离经：指脉搏至数失常的意思。

[3] 夺精：是人体的精气被耗散了的意思。一说夺即脱字，可参。

[4] 至脉之病，随脉数增加，病变由下向上传变，从肾至肺；损脉之病，随脉数减少，病变由上向下传变，从肺至肾。

[5] 丹波元胤注："皮聚者，皮肤皱腊失润，故毛脱也。"

[6] 滑寿注："'至于收病也'，当作'至脉之病也'。'于收'二字误。"

治损之法奈何？

然：损其肺者，益其气；损其心者，调其荣卫；损其脾者，调其饮食，适其寒温[7]；损其肝者，缓其中；损其肾者，益其精，此治损之法也[8]。

脉有一呼再至，一吸再至；有一呼三至，一吸三至；有一呼四至，一吸四至；有一呼五至，一吸五至；一呼六至，一吸六至；有一呼一至，一吸一至；有再呼一至，再吸一至；有呼吸再至[9]。脉来如此，何以别知其病也？

然：脉来一呼再至，一吸再至，不大不小曰平，一呼三至，一吸三至，为适得病，前大后小，即头痛、目眩，前小后大，即胸满、短气。一呼四至，一吸四至，病欲甚。脉洪大者，苦烦满；沉细者，腹中痛；滑者，伤热；涩者，中雾露。一呼五至，一吸五至，其人当困，沉细夜加，浮大昼加，不大不小，虽困可治，其有大小者为难治[10]。一呼六至，一吸六至，为死脉也，沉细夜死，浮大昼死。

---

[7] 滑寿注："脾主受谷味，故损其脾者，调其饮食，适其寒温，如春夏食凉食冷，秋冬食温食热，及衣服起居，各当其时是也。"

[8] 徐大椿注："言治损而不言治至者，盖损至之脉，虽有从上下、从下上之殊，而五者之病状则一，故言治损，而治至之法备矣。"

[9] 呼吸再至：即一呼一至、一吸一至，疑衍。又，《古本难经阐注》作"呼吸不至"。周学海注："考《脉经·热病脉损曰死证第二十四》有'若绝不至，或久乃至'之文，且末节'上部有脉，下部无脉'，正分释此句之义。作'再至'乃传写之误。"

[10] 滑寿注："困者，近于死也。沉细属阴，故加于夜；浮大属阳，故加于昼。大即浮大，小即沉细。若不大不小，则昼夜不至于有加，故可治；有大小，则历昼夜

一呼一至，一吸一至，名曰损，人虽能行，犹当着床，所以然者，血气皆不足故也。再呼一至，再吸一至，呼吸再至，名曰无魂[11]，无魂者当死也，人虽能行，名曰行尸[12]。

上部有脉，下部无脉[13]，其人当吐，不吐者死。上部无脉，下部有脉，虽困无能为害。所以然者，譬如[14]人之有尺，树之有根，枝叶虽枯槁，根本将自生。脉有根本，人有元气，故知不死。

【译文】

问：脉诊之中，有损脉和至脉两种情况，这是怎么讲的呢？

答：至脉有以下几种脉象：一呼气脉搏跳动两次，这是正常平和的脉象；一呼气脉搏跳动三次的则为异常脉象，叫离经脉；一呼气脉搏跳动四次的，叫夺精脉；一呼气脉搏跳动五次的，叫死脉，多预后不良；一呼气脉搏跳动六次

而病益进，为难治也。"

[11] 无魂：精神衰败的严重状态。

[12] "人虽能行，名曰行尸"八字，滕万卿疑是衍文。此八字，与上下文义不属，滕说可参。

[13] 这里的"上部""下部"指的是寸口脉的上部、下部。徐大椿注："吐则气逆于上，故脉亦从而上，则下部之无脉，乃因吐而然，非真离其根也。若不吐而无脉，则脉为真无，而非气逆之故矣，故曰死。"

[14] 滑寿注："'譬如'二字，当在'人之有尺'下。"可从。

的，表示生命将绝，叫命绝脉。这些都是至脉。什么叫损脉呢？一呼气的时间，脉搏跳动一次，叫离经脉；两次呼气的时间脉搏跳动一次，叫夺精脉；三次呼气脉搏跳动一次，叫死脉，多为预后不良；四次呼气脉搏跳动一次，表示生命将绝，叫命绝脉。这些就是损脉。至脉病变，随着脉搏跳动的增加，由下向上传变；损脉的病变，随着脉搏跳动的减少，从上向下传变。

损脉的病变有哪些表现？

答：最早损伤于肺，症见皮肤皱缩，毛发脱落；继而损伤血脉，血脉为心所主，血脉虚少，不能正常输布以濡养五脏六腑；继而损伤肌肉，肌肉为脾所主，脾虚不能运化，使饮食水谷精微不能正常输布至皮肤肌肉，而致肌肉削瘦；继而损伤筋，筋为肝所主，肝血虚损，不能濡养于筋，则筋迟缓，不能自如收缩；最后损伤于骨，骨为肾所主，肾精受损，则骨骼痿软，不能起床。与此情况相反的，就是至脉的病症。损脉的病，从上而下传变，病情及肾，到了骨骼痿软无力，不能起床的程度就是死证；至脉的病，从下而上传变，病情至肺，到了皮肤皱缩，毛发脱落的程度就是死证。

治损的方法是怎么样的呢？

肺脏虚损的，当补益肺气；心脏虚损的，当调和营卫；脾脏虚损的，当调理饮食起居，使其寒温适宜；肝脏虚损的，当用甘药缓之；肾脏虚损的，当补益肾精。这就是治损的方法。

脉搏有每呼跳动两次的，有每吸跳动两次的；有每呼跳动三次的，有每吸跳动三次的；有每呼跳动四次的，有每吸跳动四次的；有每呼跳动五次的，有每吸跳动五次的；有每呼跳动六次的，有每吸跳动六次的；有每呼跳动一次的，有每吸跳动一次的；有两呼跳动一次的，有两吸跳动一次的。脉搏有这些不同的情况，如何去辨别它所主的疾病呢？

答：脉搏每呼跳动两次，每吸跳动两次，脉体不大不小，是健康平和之人的脉象，如果每呼脉搏跳动三次，每吸脉搏跳动三次，为刚开始得病的脉象。如果寸脉大，尺脉小，就会出现头痛、目眩；如果寸脉小，尺脉大，就会出现胸部胀满、呼吸短促的症状。如果每呼脉搏跳动四次，每吸脉搏跳动四次，这是病情进展将要加重的脉象。同时兼有脉象洪大者，会出现烦躁满闷的症状；同时兼见脉象沉而细者，则会出现腹部疼痛的症状；同时脉象兼滑者，为伤于热的病证；同时兼见涩脉者，是伤于雾露等寒湿邪气的病证。如果每呼脉搏跳动五次，每吸脉搏跳动五次，病人就会出现困倦嗜睡等症，此时病情已经相当危险。如果兼见脉象沉细者，病情将在夜间更加危重；如果兼见浮大脉象者，病情将在白天更加危重；如果脉搏平稳，没有出现大小不一的变化，虽然有困倦嗜睡等危重的表现，尚有一线希望；如果出现了脉象大小不一的变化，那么病情多预后较差。如果每呼脉搏跳动六次，每吸脉搏跳动六次，这是濒临死亡的脉象，若同时兼见沉细脉，则病人多死于夜间，若同时兼见浮大脉象，则病人多死于白天。脉搏每呼跳动一次，每吸跳动一次的，叫作损脉；病人虽然还能行走，但是最终还是会卧床不起，之所以会这样，是因为患者气血不足的缘故。如果脉搏每两呼跳动一次，每两吸跳动一次的，叫作无魂，没有魂的人，距离死亡也不远了，病人虽然还能行走，也只能是像行走的尸体一样罢了！

如果寸部有脉搏，尺部无脉搏跳动，患者当出现呕吐的症状，呕吐表示尚有胃气，如果没有呕吐，已无胃气，就会死亡。如果寸部没有脉搏，而尺部尚有脉搏跳动，病情虽然较重，但不至于死亡。这是为什么呢，病人有尺部脉搏，好比大树有根一样，外部的枝叶虽然枯萎凋亡，但是大树的根还在，仍然会生长。脉象有根，表示病人尚有元气，所以可以诊断不是死证。

【按语】

本难讲解了损脉、至脉的病症和治法。损脉和至脉是依据脉率的快慢而确定的，脉率过快过慢都为异常，异常的脉象各有名称。如果比正常脉象快，为"至"；如果比正常的脉象慢，则叫作"损"。不同的脉率对应着不同的病情，决定了疾病的发展方向，比如至脉的病情从下往上发展而渐趋严重，损脉的病情从上往下发展而渐趋严重。其实，在现在的临床中，像文中提到的两呼一至、三呼一至、四呼一至等异常脉象非常少见，也很难找到对应的病症。

同时，本难还强调了要将速率和脉象结合起来判断病情，以及脉必须要有根，即尺部脉的重要性。本难言："人之有尺，树之有根，枝叶虽枯槁，根本将自生。脉有根本，人有元气。"首次提出尺为根脉之论。《难经》将哲学元气理论引入中医学，作为生命之根。元气由三焦输布全身，无所不至，无时不有，反映于脉即"脉以元气为根"，以此体察生命力的强弱，预测生死，成为后世脉法又一不易之义，体现了《难经》对脉学理论的独创性发展。

但是，需要注意的是，虽然《难经》认为尺部无脉为元气绝，但本难亦有"上部有脉，下部无脉，其人当吐，不吐者死"之说，说明尺部无脉未必都为死证。

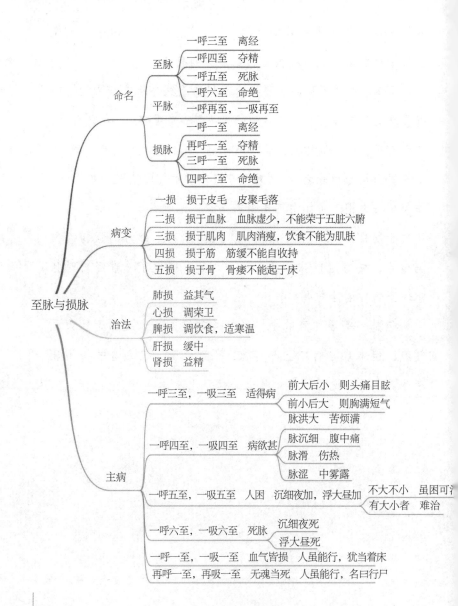

十四难之至损脉图

十五难

曰：经言春脉弦，夏脉钩，秋脉毛，冬脉石。是王脉耶？将病脉也？

然：弦、钩、毛、石者，四时之脉也。春脉弦者，肝，东方木也，万物始生，未有枝叶，故其脉之来，濡弱而长，故曰弦。夏脉钩者，心，南方火也，万物之所茂[1]，垂枝布叶，皆下曲如钩，故其脉之来疾去迟，故曰钩。秋脉毛者，肺，西方金也，万物之所终，草木华叶，皆秋而落，其枝独在，若毫毛也。故其脉之来，轻虚以浮，故曰毛。冬脉石者，肾，北方水也，万物之所藏也，盛冬之时，水凝如石，故其脉之来，沉濡而滑，故曰石。此四时之脉也。

如有变，奈何？

然：春脉弦，反者为病。

何谓反？

然：其气来实强，是谓太过，病在外；气来虚微，是谓不及，病在内。气来厌厌聂聂[2]，如循榆叶，曰平；

---

[1] 茂：《难经集注》作"盛"。《素问·玉机真藏论》新校正引越人文亦作"盛"。应据改。

[2] 厌厌聂聂：形容脉来轻浮虚软的样子。

益实而滑，如循长竿，曰病；急而劲益强，如新张弓弦，曰死。春脉微弦，曰平；弦多胃气少，曰病；但弦无胃气，曰死。春以胃气为本。

夏脉钩，反者为病。

何谓反？

然：其气来实强，是谓太过，病在外；气来虚微，是谓不及，病在内。其脉来累累如环[3]，如循琅玕，曰平；来而益数，如鸡举足者，曰病；前曲后居[4]，如操带钩，曰死。夏脉微钩，曰平；钩多胃气少，曰病；但钩无胃气，曰死。夏以胃气为本。

秋脉毛，反者为病。

何谓反？

然：其气来实强，是谓太过，病在外；气来虚微，是谓不及，病在内。其脉来蔼蔼如车盖，按之益大，曰平[5]；不上不下，如循鸡羽，曰病；按之萧索[6]，如风吹毛，曰死。秋脉微毛，曰平；毛多胃气少，曰病；但毛无胃气，曰死。秋以胃气为本。

---

[3] 累累如环：累是连续不断的意思。环是圆环。形容连串的珠子，像圆环一样排列着。

[4] 前曲后居：形容脉来无冲和之气。前，是指轻取。后，是指重按。意思是说，前曲者，谓轻取则坚强不柔；后居者，谓重取则实牢不动。

[5] 蔼蔼：轻盈浮大之义。吕广注："车盖，乃小车之盖也。轻浮蔼蔼然也。按之益大，有胃气，故曰平也。"

[6] 萧索：是衰落清寂的现象，也是形容脉象的空虚，浮而无根。

冬脉石，反者为病。

何谓反？

然：其气来实强，是谓太过，病在外；气来虚微，是谓不及，病在内。脉来上大下兑[7]，濡滑如雀之喙，曰平；啄啄连属，其中微曲，曰病；来如解索，去如弹石，曰死。冬脉微石，曰平；石多胃气少，曰病；但石无胃气，曰死。冬以胃气为本。

胃者，水谷之海，主禀[8]。四时皆以胃气为本，是谓四时之变病，死生之要会也。

脾者，中州也，其平和不可得见[9]，衰乃见耳。来如雀之啄，如水之下漏[10]，是脾衰之见也。

【译文】

问：医经说春季脉弦，夏季脉钩，秋季脉毛，冬季脉石。这是四季当令的脉象呢，还是病态的脉象呢？

答：弦脉、钩脉、毛脉、石脉是四季当令的正常脉象。

---

[7] 上大下兑：上是指寸部，下是指尺部。"兑"与"锐"同，尖的意思。

[8] 禀：通"廪"。《素问·皮部论》王注"廪于肠胃"："廪，积也，聚也。"亦作仓廪之义。张寿颐注："食入于胃，故曰水谷之海。廪，读为'仓廪'之'廪'。犹言仓廪之盖藏以待用耳。"

[9] 滑寿注："'脾者'中州也，谓呼吸之间，脾受谷味，其脉在中也。其平和不得见，盖脾寄王于四时，不得独主于四时，四脏之脉平和，则脾脉在中矣。"

[10] 水之下漏：形容脉无力且不规律。

春天表现为弦脉，是由于肝脏在五行属木，与东方、春季相应，主阳气始生，春季草木万物开始生长，但树木还没有长出枝叶，人体也类似，脉气来时表现为柔软而长之象，叫弦脉。夏天表现为钩脉，是由于心在五行属火，与南方、夏季相应，主阳气旺盛，万物呈现出一片茂盛之象，枝叶向下向外布散开来，向下弯曲像钩子一样，所以脉气来的时候稍快，去的时候稍慢，叫钩脉。秋天表现为毛脉，是由于肺在五行属金，与西方、秋季相应，主阴气始生，万物生长达到了终极，草木茂盛的叶子都在秋季的时候凋落，只有枝条还单独存在，就像人体的毫毛一样，脉气来的时候，轻虚而浮，叫毛脉。冬天表现为石脉，是由于肾在五行属水，与北方、冬季相应，主阴气隆盛，万物生机潜伏闭藏，隆冬之时，水凝结成冰，坚硬如石，所以脉气来的时候，沉软而滑，叫石脉。这些就是四季当令正常的脉象。

如果发生了病变，四时的脉象将是怎样的呢？

问：春季应当为弦脉，出现反常的脉象就是病态的表现。什么是反常的脉象呢？

答：春季应当为弦脉，脉气当柔软而长，若脉气来时搏动坚实强硬有力，是太过的脉象，说明病在外表；脉气来时搏动虚软微弱，即是不及的脉象，说明病在内脏。脉气来时轻柔和缓，好像抚摸榆树叶子一样，是正常的脉象；如果脉象坚实而有滑象，好像触摸坚硬的长竿一样，就是病态的脉象；如果脉来急迫有力，特别强硬，如同刚拉开的弓弦一样，即是死脉，预后多较差。春天的脉象稍微带有弦象是有胃气的正常脉象；脉象弦硬有力，缺少从容和缓之象，是缺少胃气的病脉；脉象弦硬，毫无从容和缓之象，是无胃气的脉象，是死脉。春天的脉象是以胃气为根本的。

夏季的脉象应当是钩脉，出现反常的脉象就是病态的表现。

什么是反常的脉象呢？

答：夏季的脉象应当是钩脉，若脉气来时搏动坚实强硬有力，是太过的脉象，说明病在外表；脉气来时搏动虚软微弱，即是不及的脉象，说明病在内脏。脉象来时如连环的珠子，好像触摸光洁润滑的玉石一样，是正常的脉象；脉来急数，如同鸡抬起爪子快走一般，就是病态的脉象；如果脉象来时弯曲，去时硬直，如同连带的钩子一样，是死脉。夏季脉象轻微带有钩象是正常的脉象；脉有钩象而缺少从容和缓之象，是缺少胃气的病脉；脉象只有钩象，毫无从容和缓之象，是无胃气的脉象，是死脉。夏季的脉是以胃气为根本的。

秋季应当为毛脉，出现反常的脉象就是病态的表现。

什么是反常的脉象呢？

答：秋季应当为毛脉，若脉气来时搏动坚实强硬有力，是太过的脉象，说明病在外表；脉气来时搏动虚软微弱，即是不及的脉象，说明病在内脏。脉来轻盈浮大，像古代车子的伞盖一样，用力按压脉体更大是正常的脉象；如果脉象轻虚而兼有涩象，好像触摸鸡的羽毛一样，就是病态的脉象；手指按在脉上，感到脉象浮而无根，好像风吹羽毛一样飘散不定，是死脉，为预后不好的脉象。秋季的脉象稍微有点毛象是正常的脉象；毛象偏多而缺少从容和缓之象，是病态的脉象；只有毛象而毫无从容和缓之象，是无胃气的脉象，是死脉。秋季的脉是以胃气为根本的。

冬季应当为石脉，出现反常的脉象就是病态的表现。

什么是反常的脉象呢？

答：冬季应当为石脉，若脉气来时搏动坚实强硬有力，是太过的脉象，说明病在外表；脉气来时搏动虚软微弱，即是不及的脉象，说明病在内脏。脉气来时寸大尺小，脉体润滑如同鸟嘴一样，是正常的脉象；如果脉象像鸟啄食一样连续不断，稍带钩形，就是病态的脉象；脉象来时像解开的绳子一样散乱无力，去时像用手指弹石头一样急促有力，是死脉，为预后不好的脉象。冬季的脉象稍微带石为正常的脉象；脉体石象偏多而从容和缓之象偏少，是病态的脉象；脉体只有石象毫无从容和缓之象，为无胃气的脉象，是死脉。冬季的脉是以胃气为根本的。

胃为一切饮食水谷的聚集之处，主要供应人体全身所需要的营养，为四季脉象动力的来源。四季的脉象均以胃气为根本，所以胃气的有无、多少可以影响四季脉象的变化以及疾病的轻重，是决定疾病预后情况的关键。

脾属中焦，脉象从容和缓，没有特殊的形象，只有到脉气衰时才会见到。比如像鸟啄食一样尖锐而连续不断，或者像漏屋滴水一样，极缓而毫无规律，这就是脾气衰竭的脉象。

【按语】

本难专门讨论"脉合四时阴阳"和"脉以胃气为本"的理论，强调了脉象和四时的关系，体现了"天人合一"的思想，其中，"春脉弦……益实而滑，如循长竿，曰病""夏脉钩……来而益数，如鸡举足者，曰病"之文，与《素问·平人气象论》文字同，唯《素问》作"盈实而滑，如循长竿曰病""实而盈数，如鸡举足者曰病"。文中的两个"盈"字，《难经》均作"益"，很可能是为避汉惠帝刘盈的庙讳。

本难认为正常脉象随四时阴阳变化而变化，这正是《内经》"脉合四时阴阳"理论的继承，与《素问·脉要精微论》《素问·玉机真藏论》《素问·平人气象论》一样，以取象类比方法描述脉象，可以互参。

同时，《难经》继承《内经》"脉以胃气为本"的脉学理论，在本难中指出："胃者，水谷之海，主禀（廪），四时皆以胃气为本，是谓四时之变病，死生之要会也。"而据《素问·五脏别论》所言："胃者水谷之海，六腑之大源也。五味入口，藏于胃，以养五脏气，气口亦太阴也。是以五脏六腑之气味，皆出于胃而变见于气口。"说明胃气是四时五脏脉气之本，而寸口作为手太阴肺经的动脉，亦能体现滋养五脏六腑之胃气的有无盛衰。同时，本难对"脉以胃气为本"加以着重阐述，在论四时五脏太过和不及的脉象时，进一步强调了胃气的重要性。

同时，本难还强调了脾脉衰败的异常表现。脾脉是一种正常柔和的脉象，就像胃气一样，当脾脉虚弱、衰竭的时候，脉象就会"如雀之啄"（硬度大，如弹指），"如屋之漏"（像屋子漏雨一样，数不清楚），脉乱且无力。

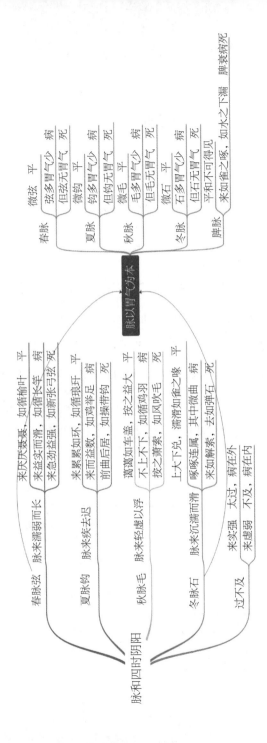

十五难之脉和四时阴阳以胃气为本图

十六难

曰：脉有三部九候[1]，有阴阳，有轻重，有六十首[2]，一脉变为四时，离圣久远，各自是其法，何以别之？

然：是其病，有内外证。

其病为之奈何？

然：假令得肝脉。其外证[3]善洁[4]，面青，善怒；其内证脐左有动气，按之牢若痛；其病[5]四肢满，闭癃（淋）[6]，溲便难，转筋。有是者肝也，无是者非也。

假令得心脉。其外证面赤，口干，喜笑；其内证脐上有动气，按之牢若痛；其病烦心，心痛，掌中热而哕[7]。有是者心也，无是者非也。

---

[1] 三部九候：寸口脉分为寸、关、尺三部，每部各分为浮、中、沉三候，共九候。

[2] 六十首：指三阴三阳六气脉各王六十日，见"七难"。《八十一难经集解》郭霭春注："《广雅·训诂》：'首，响也。''响'与'向'通用，'向'有'往'义。《吕氏春秋·顺说》高诱注：'往，王也。'然则'六十首'者，殆指脉各王六十日而言也。"

[3] 外证：指望诊可以看到的疾病表现。

[4] 善洁：此处"洁"（繁体为"潔"）为"挈"（古同"挚"）之误，善于抽动的意思。

[5] 病：包括了患者的主诉、疾病的症状和体征。

[6] 闭癃（淋）：《金匮要略》均用"淋"不用"癃"，为避汉殇帝刘隆之讳，殇帝刘隆于公元106年在位一年。《难经》用"癃"，不避其讳，可能在汉殇帝即位前已经成书（《读古医书随笔·难经成书年代考》）。

[7] 哕：同"哕"，干呕的意思。

假令得脾脉。其外证面黄，善噫，善思，善味；其内证当脐有动气，按之牢若痛；其病腹胀满，食不消，体重节痛，怠惰嗜卧，四肢不收。有是者脾也，无是者非也。

假令得肺脉，其外证面白，善嚏，悲愁不乐，欲哭；其内证脐右有动气，按之牢若痛；其病喘咳，洒淅寒热[8]。有是者肺也，无是者非也。

假令得肾脉，其外证面黑，善恐欠；其内证脐下有动气，按之牢若痛；其病逆气，小腹急痛，泄如下重[9]，足胫寒而逆。有是者肾也，无是者非也。

【译文】

问：脉有寸、关、尺三部，每部又有浮、中、沉三候，共九候，在部位、形象方面有阴阳属性的不同，在指法上有轻重的不同，有三阴三阳六气各旺六十日而出现旺脉的变化，又有随四季变化而出现的脉象的不同，这些方法已经流传很久，而现在的医家各自推崇自己使用的脉诊方法，用哪种方法去辨别疾病呢？

答：要辨清疾病，就要结合疾病所表现出来的内部和外

---

[8] 洒淅寒热：洒淅，是形容颤抖怕冷的形态。寒热，即恶寒发热的现象。
[9] 泄如下重：泄，是泄泻。如，作而字讲。下重是里急后重的意思。

部症状来具体分析。

如何根据疾病所表现出来的内部和外部症状分析呢？

答：假令诊得肝脉。病人在外部的表现是经常抽动，颜面发青，容易发怒；在内部的表现是自觉脐部左边有搏动感，用手触诊部位有坚硬感并且伴有疼痛；其他症状有四肢胀满酸重，小便癃闭或淋漓不爽，大便困难，肢体转筋等。有上述症状就是肝病，没有上述症状则不是肝病。

假令诊得心脉，病人在外部的表现是颜面发红，口干，喜欢发笑等；在内部的表现是脐上有自主搏动感，用手触诊部位有坚硬感并且伴有疼痛，心情烦躁，心中疼痛，手掌发热并且干呕。有上述症状就是心病，没有上述症状则不是心病。

假令诊得脾脉，病人在外部的表现是颜面发黄，容易嗳气，喜欢思考，喜好重口味；在内部的表现是脐部正中有自主搏动感，用手触诊部位有坚硬感并且伴有疼痛；其他症状有腹部胀满，饮食不消化，肢体关节沉重疼痛，疲乏无力想睡觉，四肢痿废不用等。有上述症状就是脾病，没有上述症状则不是脾病。

假令诊得肺脉，病人在外部的表现是颜面发白，容易打喷嚏，容易悲伤忧愁，闷闷不乐，想哭；在内部的表现是脐部右侧有自主搏动感，用手触诊部位有坚硬感并且伴有疼痛；其他症状有喘息咳嗽，发热恶寒等。有上述症状就是肺病，没有上述症状则不是肺病。

假令诊得肾脉，病人在外部的表现是颜面发黑，时常感到惊恐，容易打哈欠；在内部的表现是脐下有自主搏动感，用手触诊部位有坚硬感并且伴有疼痛；其他症状有自觉有气向上冲逆，小腹拘急疼痛，泄泻并伴有里急后重，下肢厥冷。有上述症状就是肾病，没有上述症状则不是肾病。

【按语】

本难主要讲解了五脏病脉与证候的关系。文中首先说明了诊脉有很多种方法。虽然《难经》讲求诊"寸口脉"，但关于诊脉方法，各家强调的各不相同，有三部九候、阴阳（第四难）、轻重（第五难）、六十首等。其中，六十首是一本关于诊脉方法的书，现已失传，主要讲述的是一年三百六十天，一个甲子一个脉象的诊脉方法。冬至后第一个甲子是少阳，之后依次是阳明、太阳、少阴、太阴、厥阴。

本难还强调了在诊断的过程中，判断是否为某一脏的疾病，应将各种脉象、疾病的外在表现、患者的主诉和医生对患者进行身体检查之后得到的结果结合起来考虑，即"脉证合参"。本难以脉象与"内证""外证"合参诊病，所言"外证"为表现于外、凭医者视听即可得到的病候，而"内证"则是隐于体内、靠病人诉说或通过触按病人躯体才能诊察的病候。这里提出脉象必须与内外证合参，实即倡导四诊合参，全面诊察，才能准确辨证。以肝病辨证为例，诊病时诊得弦脉，为肝病脉象，但还不能草率断为肝病，必须进一步诊察是否有"善洁（见注[4]），面青，善怒"等外证，是否有"脐左有动气，按之牢若痛"等内证，还要了解有无"四肢满，闭癃（淋），溲便难，转筋"等相应病候。只有伴见这些肝病的常见病候，才能诊断为肝的病变，否则就不是肝的病变。因为弦脉既可见于肝病，亦可见于痛证或饮证，如《金匮要略·痰饮咳嗽病脉证并治》篇即有双弦为寒、偏弦为饮，脉沉而弦、悬饮内痛等说。体现了"能合脉色，可以万全"的四诊合参原则。

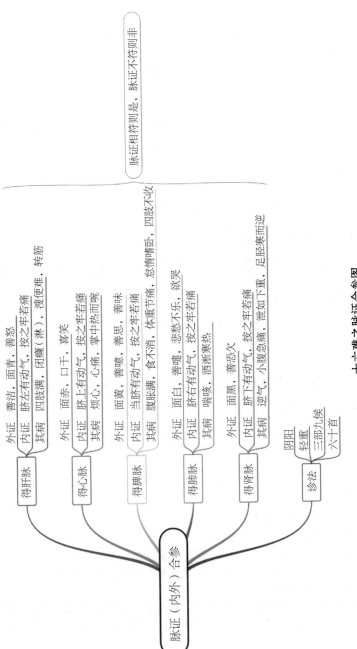

十六难之脉证合参图

脉证（内外）合参
├─ 得肝脉
│   ├─ 外证　善洁，面青，善怒
│   ├─ 内证　脐左有动气，按之牢若痛
│   └─ 其病　四肢满，闭癃（淋），溲便难，转筋
├─ 得心脉
│   ├─ 外证　面赤，口干，善笑
│   ├─ 内证　脐上有动气，按之牢若痛
│   └─ 其病　烦心，心痛，掌中热而哕
├─ 得脾脉
│   ├─ 外证　面黄，善噫，善思，善味
│   ├─ 内证　当脐有动气，按之牢若痛
│   └─ 其病　腹胀满，食不消，体重节痛，怠惰嗜卧，四肢不收
├─ 得肺脉
│   ├─ 外证　面白，善嚏，悲愁不乐，欲哭
│   ├─ 内证　脐右有动气，按之牢若痛
│   └─ 其病　喘咳，洒淅寒热
├─ 得肾脉
│   ├─ 外证　面黑，善恐欠
│   ├─ 内证　脐下有动气，按之牢若痛
│   └─ 其病　逆气，小腹急痛，泄如下重，足胫寒而逆
└─ 诊法
    ├─ 阴阳
    ├─ 轻重
    └─ 三部九候　六十首

脉证相符则是，脉证不符则非

十七难

曰：经言病或有死，或有不治自愈，或连年月不已，其死生存亡，可切脉而知之耶？

然：可尽知也。

诊[1]病若闭目不欲见人者，脉当得肝脉强[2]急而长，而反得肺脉浮短而涩者，死也[3]。

病若开目而渴，心下牢者，脉当得紧实而数，而反得沉涩而微者，死也[4]。

病若吐血，复鼽衄血者，脉当沉细，而反浮大而牢者，死也。

病若谵言妄语，身当有热，脉当洪大，而反手足厥逆，脉沉细而微者，死也。

病若大腹而泄者，脉当微细而涩；反紧大而滑者，死也[5]。

---

[1] 诊：《脉经》作"设"，可从。

[2] 强：《脉经》作"弦"，可从。

[3] 滑寿注："肝开窍于目。闭目不欲见人，肝病也。肝病见肺脉，金克木也。"

[4] 虞庶注："开目而渴，心下牢，阳病；紧实而数，阳脉，是病与脉不相反。若得阴脉，则相反矣，故曰死也。"

[5] 张寿颐注："泄为虚证，更加腹大，脾肾皆惫，故脉以微细而涩为宜。若反紧大而滑，则非特证虚脉实，抑且有刚无柔，直是全无胃气之真藏脉矣，所以谓之死候。"

【译文】

问：医经上说患病后有的人死亡了，有的不经治疗自己痊愈，有的经长年累月，迁延不愈，患者的生死存亡可以通过切脉知道吗？

答：完全可以通过切脉的方法测知。

诊察疾病的时候，如果患者紧闭眼睛，不想睁眼看人，诊脉应当诊得强劲急促较长的肝脉，肝病诊得肝脉为顺，此时如果诊得浮短偏涩的肺脉，则是金克木之象，是死证。

如果患者睁大眼睛，容易口渴，心胸部剑突以下按之坚硬，脉象应当紧数有力，反而出现沉涩而带微的脉象，是阳证反倒见到阴脉，是死证。

患病后如果出现吐血，又流鼻血，脉象应当沉细，反而诊得浮大而牢实的脉象，是虚证见到实脉，是死证。

患病后如果出现神志不清，说胡话，身体发热，脉象应当洪大，反而出现手足厥冷，脉沉细微弱之象，是阳证反倒见到阴脉，是死证。

患病后出现腹胀、腹泻者，脉象应当微细而涩，反而见到脉紧大而实，是虚寒之证反倒见到阳脉、实脉，是死证。

【按语】

本难讲述了脉证相应、相反及其预后的情况。强调了脉证要一致，如果脉证相反，则提示预后不良。从脉证之间的顺逆可估测病情死生吉凶。如闭目不欲见人为肝的病候，得强急而长的肝脉，则脉证相符，虽病不危；若得浮短而涩的肺脉，则脉证相克而为逆证主死。同样，睁眼，口渴，胸下坚硬的病候，得紧实而数的心脉，亦脉证相符，虽病不危；若得沉濡而微的肾脉，则脉证相克而为逆证。以上是从五行生克关系而言，再从脉证阴阳盛衰而言：吐血、流鼻血等失血里虚证，若见沉细等虚脉，则虚证见虚脉，脉证相符，虽病不危；反之若见浮大而牢等实脉，则脉证相反，主正气已虚而邪气仍然炽盛，于病为逆，主死。又如谵言妄语、热盛神昏等阳热实证，若见身热、脉洪大等阳脉、阳证，则脉证相符，虽病不危；若见手足厥逆，脉细而微等阴寒虚脉、虚证，则邪热仍盛而正气已衰，脉证相反而为逆证，主死。再如腹胀大而泄泻乃脾阳虚衰的阴证，若见微细而涩的阴脉，同样亦脉证相符，病尚不危；若见紧大而滑的阳脉、实脉，则脉证相反，脾胃精气将有失守之虞，故亦为逆证而主死。这种脉证合参，从阴阳五行角度推断疾病逆顺死生的诊法，对临床很有指导意义。

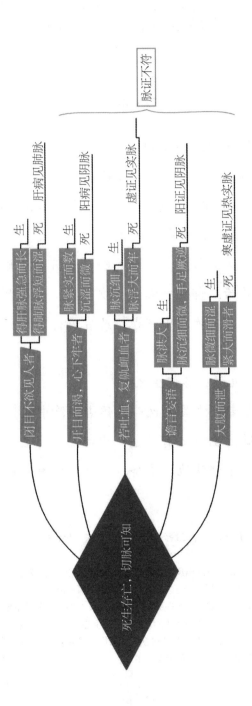

十七难之生死死存亡切脉可知图

十八难

曰：脉有三部，部有四经[1]，手有太阴、阳明，足有太阳、少阴，为上下部[2]，何谓也？

然：手太阴，阳明金也，足少阴，太阳水也，金生水，水流下行而不能上，故在下部也。

足厥阴、少阳木也，生手太阳、少阴火，火炎上行而不能下，故为上部。手心主、少阳火，生足太阴、阳明土，土主中宫，故在中部也。此皆五行子母更相生养者也[3]。

脉有三部九候，各何主之？

然：三部者，寸关尺也；九候者，浮中沉[4]也。上部法天，主胸上至头之有疾也；中部法人，主膈以下至脐之有疾也；下部法地，主脐以下至足之有疾也。审而

---

[1] 部：指寸、关、尺三部。十二经分属于左右寸、关、尺，每部左右合为四经，故云部有四经。

[2] 上下部：上部指寸部，下部指尺部。滑寿注："肺居右寸，肾居左尺，循环相资，肺高肾下，母子相望也。经云：脏真高于肺，脏真下于肾是也。"

[3] 滑寿注："手太阴、阳明金，下生足太阳、少阴水，水性下，故居下部。足少阴、太阳水，生足厥阴、少阳木，木生手少阴、太阳火及手心主火，火炎上行，是为上部。火生足太阴、阳明土，土居中部，复生肺金。此五行子母更相生养者也。"

[4] 浮中沉：是切脉的轻重指法，即浮取、中取、沉取。

刺之者也^[5]。

人病有沉滞久积聚，可切脉而知之耶^[6]？

然：诊病在右胁有积气，得肺脉结，脉结甚则积甚，结微则气微。

诊不得肺脉，而右胁有积气者，何也？

然：肺脉虽不见，右手脉当沉伏^[7]。

其外痼疾同法^[8]耶？将异也？

然：结者，脉来去时一止，无常数，名曰结也。伏者，脉行筋下也。浮者，脉在肉上行也。左右表里，法皆如此。假令脉结伏者，内无积聚，脉浮结者，外无痼疾；有积聚脉不结伏，有痼疾脉不浮结。为脉不应病，病不应脉，是为死病也^[9]。

---

[5] 丁德用注："'刺'字当作'次第'之'次'。此是审三部各有内外，主从头至足之有疾也。故知'刺'字传文误也。"当依改，于意为顺。又，滑寿注："谢氏曰，此一节当是十六难中答辞，错简在此，而剩出'脉有三部九候，各何主之'十字。"
[6] 沉滞久积聚：即深沉而滞留日久的积聚。又，滑寿云："此下问答，亦未详其所属。或曰，当是十七难中'或连年月不已'答辞。"
[7] 滑寿注："肺脉虽不见结，右手脉当见沉伏。沉伏亦积聚脉，右手所以候里也。"
[8] 张寿颐注："内之积聚，外之痼疾，皆久留不去之病。病既久留，则脉道周流自当结涩而不能滑爽，但诊得其脉，若结在沉候之里，即知是里之积气；若结在浮候之表，即知是在外之痼疾，内外左右，无不脉应指下，所谓有是证，必有是脉，一身气血，随在流露，无不毕现于寸关尺三部九候之中。"
[9] 徐大椿注："病、脉不相应，乃真气已漓，血脉不相联属，故云死也。"

问：脉有寸、关、尺三部，每部都与四条经相联系，属于手的有手太阴肺经、手阳明大肠经，属于足的有足太阳膀胱经、足少阴肾经，分别与在上的寸部与在下的尺部相联系，这是为什么呢？

答：手太阴肺经在五行属金，手阳明大肠经与其互为表里，故五行亦当属金；足少阴肾经在五行属水，足太阳膀胱经与其互为表里，故五行亦当属水。五行相生相克，金能生水，水的特性是向下流而不能向上流，所以五行属水的足少阴肾经与足太阳膀胱经与在下的尺部相配合。足厥阴肝经在五行属木，足少阳胆经与其互为表里，故五行亦当属木，木能生火，故能生手太阳小肠经与手少阴心经之火，火性炎能上而不能往下，所以属于火的心经与小肠经当与在上的寸部相配合。手厥阴心包经、手少阳三焦经在五行亦属火，故能生属土的足太阴脾经与足阳明胃经，土在五行方位中位于中央，故属土的太阴脾经与足阳明胃经与处于中间的关部相配合。这些都是根据五行中相互生养的关系来确定的。

问：脉有三部九候，分别诊察哪些疾病呢？

答：三部就是寸、关、尺三部，每部又分浮取、中取、沉取三候，共为九候。

寸部在上，能够效法在上的天，主管胸部以上至头顶的疾病；关部在中间，能够效法在中间的人，主要反映胸膈以下至脐部的病变；尺部在下边，能够效法在下部的地，主要反映脐部以下至足的病变。临证时当审察相应的部位，才能进行针刺治疗。

病人患病后有深伏内部、留滞很久的积聚病证，能够通过切脉诊察出来吗？

答：诊察疾病发现在患者的右侧胁肋部有积聚之气，那么切脉的时候，在寸部的肺脉就会诊得结脉，结脉越明显，则积聚之气越明显，结脉越轻微，则积聚之气越轻微。

诊脉时，诊察不到位于寸部的肺脉的结脉，而右侧胁肋部却有积聚之气，这又是为什么呢？

答：位于寸部的肺脉没有结脉，但是整个右手的脉象是沉伏脉。

人体外部有经久不愈的瘤疾，是用同样的方法诊断，还是有不同的方法呢？

答：结脉，它的搏动比正常的脉象要偏缓，并且在搏动之中会出现一次停搏，没有规律，叫结脉。伏脉，脉位较深，位于筋骨之下，比沉脉更深，叫伏脉。而浮脉，脉位非常浅表，在皮肤肌肉上轻触可得。内外左右的积气瘤疾的诊断，都可以此为依据。假如脉象结伏，患者体内却未出现积聚病证，或脉象结浮，患者体外却未有瘤疾；有积聚的症状，脉象却没有相应的伏结之象；有瘤疾的症状，脉象却没有相应的浮结之象，这些都是症状与脉象不相符合的情况，都是预后较差的死证。

【按语】

本难主要讲述了脉法三部配经络脏腑及其主病。"三部九候"本来是《内经》的全身诊脉法的称谓，《难经》借用《内经》这一词语，但将其"上中下、天地人"的内涵进行改造，于本难中提出："三部者，寸关尺也；九候者，浮中沉也。"遂成沿用至今的寸口三部九候诊脉方法。

本难同时强调了脉证相参的重要性。解释了结脉、浮脉、伏脉的脉象，说明了积聚病位与脉象间的关系。如果有结脉而无积聚，或有积聚而无结脉，则是脉证不应，标志着邪盛正衰，预后不良。《难经》从脉象来推断积聚病位和预后，对临床有重要的指导价值。

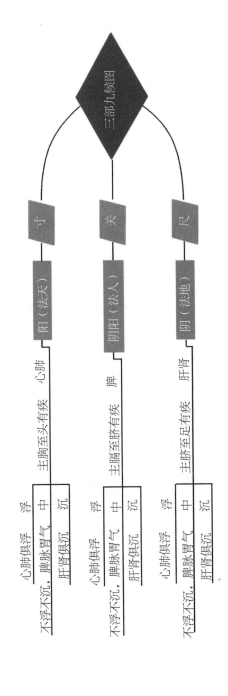

十八难之三部九候图

三部九候图

寸 —— 阳（法天）—— 心肺 —— 主胸至头有疾

心肺俱浮 浮
脾脉胃气 中
肝肾俱沉 沉

不浮不沉，

关 —— 阴阳（法人）—— 脾 —— 主膈至脐有疾

心肺俱浮 浮
脾脉胃气 中
肝肾俱沉 沉

不浮不沉，

尺 —— 阴（法地）—— 肝肾 —— 主脐至足有疾

心肺俱浮 浮
脾脉胃气 中
肝肾俱沉 沉

不浮不沉，

十九难

曰：经言脉有顺逆，男女有恒，而反者，何谓也？

然：男子生于寅，寅为木，阳也；女子生于申，申为金，阴也[1]。故男脉在关上，女脉在关下。是以男子尺脉恒弱，女子尺脉恒盛，是其常也。反者，男得女脉，女得男脉也。

其为病何如？

然：男得女脉为不足，病在内，左得之病在左，右

[1] 滑寿注："此推本生物之初，而言男女阴阳也。纪氏曰：生物之初，其本原皆始于子。子者，万物之所以始也。自子推之，男左旋三十而至于巳，女右旋二十而至于巳。是男女婚嫁之数也。自巳而怀娠，男左旋十月而生于寅，寅为木，阳也；女右旋十月而生于申，申为金，阴也。"寅为少阳木，申为少阴金，意即男属阳而女为阴，故有"男子尺脉恒弱，女子尺脉恒盛"的生理性差异。对此《难经笔记》中引日本元氏之注曰："《淮南子·氾论训》曰：'《礼》三十而娶'注：'三十而娶者，阴阳未分时，俱生于子。男从子数左行，三十而立于巳；女从子数右行，二十亦立于巳，合夫妇。故圣人因是制礼，使男三十而娶，女二十而嫁。其男子从巳数，左行十得寅，故十月而生于寅，故男子数从寅起。女自巳数，右行得申，亦十月而生于申，故女子数从申生也。'"

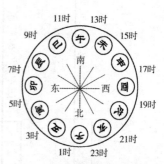

十二地支的时间和空间对应关系

得之病在右，随脉言之也。女得男脉为太过，病在四肢 [2]；左得之病在左，右得之病在右，随脉言之。此之谓也。

【译文】

问：医经说脉象有顺有逆，男女脉象有一定的差异，这些都是正常脉象。如果出现了反常的脉象，又是怎么样的呢？

答：男子生于寅时，寅时为黎明太阳刚刚升起之势，阳气渐盛，寅在五行属木，为阳；女子生于申时，申为下午太阳落山之时，阴气渐盛，申在五行属金，为阴。所以男子脉象在关部以上的寸部（寸部属阳）更加充盛，女子脉象在关部以下的尺部（尺部属阴）更加充盛。所以正常情况下，男子尺脉偏弱，女子尺脉偏强，这些都是正常的脉象。如果男子出现尺强寸弱的女脉，女子出现尺弱寸强的男脉，这些都是反常的脉象。

答：出现反常脉象的病变是什么样的呢？

答：男子出现尺强寸弱的女脉为阳气不足，病在内部，左边出现尺强寸弱的脉象，病变就在左侧，右边出现尺强寸弱的脉象，病变就在右侧，这是根据脉象的变化而得到的。女子出现尺弱寸强的男脉，为阳气太盛的表现，病变在四肢，左边出现尺弱寸强的脉象，病变就在左边，右边出现尺弱寸

---

[2] 虞庶注："寸口曰阳，男以阳用事，今见阴脉，反于天常，故病发于内；女以阴用事，今寸口却见阳脉，亦是反于天常，故病在四肢，《素问》曰：四肢为诸阳之本也。"

强的脉象，病变就在右边，这也是根据脉象的变化而得到的。这就是男女反常脉象预示的病变。

【按语】

　　本难主要讲述的是男女的正常与反常脉象。着重强调了男女脉象有别。男女由于生理上的差异，脉象亦有各自的特点，本难运用阴阳五行学说说明在正常生理状态下男女不同的脉象及反常脉象的主病。在运用阴阳五行学说方面，《难经》较《内经》更全面、深刻。但同时也存在着阴阳五行的神秘化倾向，如本难中"男生于寅，女生于申"，四十一难中"肝属于少阳，犹如两心，故有两叶"等，这是汉代崇尚阴阳五行学说这一社会学背景的遗痕。

　　本难谓"男子生于寅""女子生于申"，寅为少阳木，申为少阴金，意即男属阳而女为阴，故有"男子尺脉恒弱，女子尺脉恒盛"的生理性差异。对此《难经集注》杨玄操云："元气起于子，人之所生也。男从子左行三十，之巳；女从子右行二十，俱至于巳，为夫妇怀妊也。古者男子三十，女年二十，然后行嫁娶，法于此也。十月而生，男从巳至寅左行为十月，故男行年起于丙寅；女从巳右行至申为十月，故女行年起于壬申，所以男子生于寅，女子生于申。"《难经正义》叶霖又引谢氏之说云："寅为阳木，木生火，火生于寅，其性炎上，故男脉在关上。申为阴金，金生水，水生于申，其性流下，故女脉在关下。"从五行术数解释《难经》之论，而《难经集注》中杨康侯却有不同意见，认为"杨（玄操）氏之言，但合古礼行夫妇嫁娶之法，又与本经天癸之数相违也。……若止言三十而娶、二十而嫁，于本经诊治之道，凭何依据？"因而提出："男子阳气盛，故尺脉弱；女子阴气盛，故尺脉强。此其常也。"从男女生理、体质的阴阳差异说明其脉象不同，更合医理。

至于"男得女脉（尺脉盛于寸脉）为不足，病在内""女得男脉（寸脉盛于尺脉）为太过，病在四肢"之论，则因男子阳体，本应属阳之寸脉较盛，反见寸脉弱而属阴之尺脉盛，则为里阳不足，故曰"病在内"；女子阴体，本应属阴之尺脉较盛，反见尺脉弱而属阳之寸脉强，则为阳气有余，四肢为诸阳之本，故为太过而病在四肢。

要之，论说男子有尺脉弱于寸脉、女子有尺脉盛于寸脉之生理性差异，反常则为病，从男女体质阴阳差别角度而言，有一定道理，而其机理、脉证尚有待进一步研究。

二十难

曰：经言脉有伏匿。伏匿于何脏而言伏匿耶？

然：谓阴阳更相乘，更相伏也。脉居阴部而反阳脉见者，为阳乘阴也，脉虽时沉涩而短，此谓阳中伏阴也；脉居阳部而反阴脉见者，为阴乘阳也，脉虽时浮滑而长，此谓阴中伏阳也。

重阳者狂，重阴者癫[1]。脱阳者，见鬼；脱阴者，目盲[2]。

【译文】

问：医经说脉有伏逆。伏逆于哪一脏才叫伏逆呢？

答：这说的是阴脉和阳脉相互乘加、相互伏逆的情况，脉在属阴的尺部应当见到阴脉，反而见到浮滑而长的阳脉，这就是阳脉乘加阴部。尺部虽见阳脉，但有时却夹有属阴的

---

[1] 丁锦注："或阳部而见阳脉，宜也，设阴部亦见阳脉，则谓重阳。阴部而见阴脉，宜也，设阳部亦见阴脉，则谓重阴。重阳则阴部失滋燥之权，阳邪飞越而狂矣。重阴则阳部失宣和之令，阴邪郁结而癫矣。"

[2] 徐大椿注："脱阳脱阴，此又因重阳重阴而及之。鬼属阴，阳既脱，则纯乎阴，故见鬼；目得血而能视，阴既脱，则血不营于目，故目盲。"又，《卢经裒腋》加藤宗博注："脱阳者，阳部脉脱；脱阴者，阴部脉脱。脱阴脱阳，阴阳败绝，其证既至如此，不死而何待也。"二注宜合参。

沉涩而短的脉象，这种情况叫阳中伏阴；脉在属阳的寸部应当见到浮滑而长的阳脉，反而见到沉涩而短的阴脉，这就是阴脉乘加阳部，寸部虽见阴脉，但有时却夹有浮滑而长的阳脉，这种情况叫阴中伏阳。

寸脉和尺脉均见阳脉，为阳气偏盛，患者就会出现狂证，寸脉和尺脉均见到阴脉，为阴气偏盛，患者就会出现癫证。寸部微弱，阳气欲脱者，会出现见到鬼怪等幻觉；尺部微弱，阴气欲脱者，就会出现双目失明的情况。

二十一难

曰：经言人形病脉不病曰生；脉病形不病曰死[1]，何谓也？

然：人形病脉不病，非有不病者也，谓息数不应脉数[2]也，此大法。

【译文】

问：医经说人的形体出现了病态，但是脉象没有显现出病象，预后较好；脉象已经显现出病态，而形体却没有病态，是预后不好的征象。这是为什么呢？

答：人的形体出现了病态，但是脉象没有显现出病象，并不是真正形体有病却脉象正常，而是呼吸的次数与脉搏的次数在比例上不相符合，这是诊断疾病的重要方法。

【按语】

本难强调了形体病症和脉象应该是一致的，所谓无病，

---

[1] 张寿颐注："盖谓其人形体，虽有病态，而脉来安和，则气血自调，必非沉困之候；若其脉已不循常度，则其人脏腑阴阳，必有乘牾，纵使其时尚无病态发现，可决其不久必将病不可支，仲景所以谓之行尸者，即与此节互为发明。"

[2] 息数不应脉数：指病人呼吸与脉搏次数的比例不相符合。徐大椿注："若其人既病，则呼吸不齐，不能与脉数相应。或脉迟而其人之息适缓，或脉数而其人之息适促。医者不能审之，遂以为无病，而实不然也。"

不过是有些人的脉率和呼吸数没有正常地对应，而使人不易发现疾病罢了。

本难从形证与脉象的"病"与"不病"估测病情的预后死生。"形病脉不病"指形体出现病状，脉象尚无大异，如脉搏迟数尚在正常范围，但"息数不应脉数"，即呼吸气息迟缓低微。由于脉象反映内在脏腑气血的状况，为病的根本，形身虽显病态，但脉象正常则说明内部脏腑气血尚未衰败，故预后较好。"脉病形不病"则指脉已现病态，特别是脉之胃、神、根已经失常，但形体尚未出现明显病状，说明脏腑气血已衰败于内，故预后不良。说明脉象作为脏腑气血生理病理状况的反映，往往能够提示病之本质。

诊病重视疾病预后吉凶死生的预测，是中医诊法学说的一大特色，对掌握疾病的发展变化趋势，及时采取措施防止病情恶化，挽救危亡，有重大意义。

《难经》从一难至二十一难，在《内经》脉学成就的基础上，用了全书约四分之一的篇幅集中论述了脉学的基本理论、基本技能及其实践意义。特别是在独取寸口诊脉方面，又有所创新。《内经》虽有"气口独为五脏主"之说，但诊脉并非独取寸口，实际上是以三部九候法为主。《难经》则提出寸口为"脉之大会""五脏六腑之所终始"，诊脉时"独取寸口"，并系统论述了这种诊法的有关问题。

二十二难

曰：经言脉有是动[1]，有所生病[2]。一脉辄变为二病者，何也？

然：经言是动者，气也；所生病者，血也。邪在气，气为是动；邪在血，血为所生病[3]。气主呴[4]之，血主濡之。气留而不行者，为气先病也；血壅而不濡者，为血后病也。故先为是动，后所生病也[5]。

【译文】

问：医经说十二经脉各有"是动病"，有"所生病"，

---

[1] 是动：动是变动，是指发生了异常的现象。是动，是指这一经脉发生异常变动所表现出的各种相关的病症。

[2] 所生病：指本经的循行通路及相连脏腑所发生的病候，也就是和这一经脉与所属腧穴有关的病症。

[3] 张世贤注："人之一身，血为荣，气为卫，荣行脉中，卫行脉外。邪由外入，先气而后血；血为气配，血之升降，依气之升降也。气受邪必传之于血，血之病由气所升者也。"

[4] 呴：同"煦"。温暖、熏蒸的意思。

[5]《难经正义》草刈三越注："气血者，人之阴阳也。天地之理，阳先阴后，阴必待于阳唱而和者也，抑所以其血壅者因何乎？壅不濡乎，气能运行，则岂血独壅不濡乎？当知所以其血壅者，亦先气之不顺而血后病也。此乃阴阳进退所以前后异，而天地之常也。故专先是动，后所生病者也。此'先''后'二字，阴阳气血之用自然分别，乃越人之妙处也。"

同一条经脉反而出现两种病证，这是为什么呢？

答：医经上所说的是动病，是气病；所生病，是血病。邪在气分，引起气机紊乱的病证为是动病；邪在血分，引起营血功能不畅的病证为所生病。阳气有温煦的作用，而营血有滋润濡养的作用，如果阳气留滞不能正常运行，就是气先有了病变；营血壅塞不能正常发挥滋润濡养的作用，是由于气滞不畅而导致血行不畅，所以为血后病。所以先发生的是是动病，后发生的是所生病。

【按语】

第二十二难并非脉诊内容，而是详细论述了"是动病""所生病"的含义。本难将"是动病"和"所生病"以"气病""血病"明确区分。

本难中的"气主呴之，血主濡之"，是对气、血的生理功能的高度概括。本难中说"气留而不行者，为气先病也；血壅而不濡者，为血后病也"，而《素问·调经论》的"血气不和，百病乃变化而生"，也正是指气血任何一方失调，导致气血间不能协同作用，是百病产生的原因所在。因此，既认识气血阴阳属性不同，其生理作用有别，又能把握气血在生理病理上不可分割的密切联系，才是对《难经》"气主呴之，血主濡之"的正确解读。

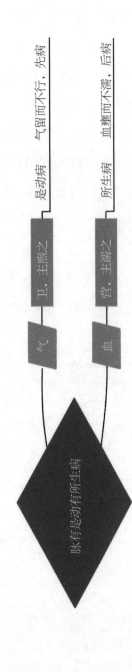

二十二难之脉有是动所生病图

二十三难

曰：手足三阴三阳，脉之度数[1]，可晓以不？

然：手三阳之脉，从手至头，长五尺，五六合三丈。手三阴之脉，从手至胸中，长三尺五寸，三六一丈八尺，五六三尺，合二丈一尺。足三阳之脉，从足至头，长八尺，六八四丈八尺。足三阴之脉，从足至胸，长六尺五寸，六六三丈六尺，五六三尺，合三丈九尺。人两足蹻脉，从足至目，长七尺五寸，二七一丈四尺，二五一尺，合一丈五尺。督脉、任脉，各长四尺五寸，二四八尺，二五一尺，合九尺。凡脉长一十六丈二尺，此所谓经脉长短之数也。

经脉十二，络脉十五，何始何穷也？

然：经脉者，行血气，通阴阳，以荣于身者也。其始从中焦，注[2]手太阴、阳明；阳明注足阳明、太阴；太阴注手少阴、太阳；太阳注足太阳、少阴；少阴注手

[1] 度数：是指经脉长短的尺寸数。
[2] 注：是形容像水一样流通灌注。

心主、少阳；少阳注足少阳、厥阴；厥阴复还注手太阴。别络十五，皆因其原，如环无端，转相灌溉，朝[3]于寸口、人迎，以处百病，而决死生也。

经云：明知始终[4]，阴阳定矣[5]。何谓也？

然：终始者，脉之纪也。寸口、人迎，阴阳之气，通于朝使，如环无端，故日始[6]也。终者，三阴三阳之脉绝，绝则死。死各有形，故日终[7]也。

【译文】

问：手足三阴经、三阳经，各自循行都有一定的尺度和规律，可以告诉我吗？

答：手三阴脉有手太阴肺经、手少阴心经、手厥阴心包经，足三阴脉有足太阴脾经、足少阴肾经、足厥阴肝经，手三阳经有手太阳小肠经、手阳明大肠经、手少阳三焦经，足三阳经脉有足太阳膀胱经、足阳明胃经、足少阳胆经，这些是十二经脉。十二经脉流通灌注的规律是，手三阳经从手指末端开始终止于头部，各五尺长，左右六条，共长三丈。手

---

[3] 朝：是汇集的意思。

[4] 始终：指经脉的表现。

[5]《灵枢·终始》："凡刺之道，毕于终始，明知终始，五藏为纪，阴阳定矣。"此节承上文决死生之义，而借经文以问脉之终始，推测预后。

[6] 始：脉象有生机。

[7] 终：脉象衰败。张世贤注："十二经脉，变见于寸口、人迎，周流不息谓之始；绝塞不通，各随其经，死各有形而谓之终。"

三阴经从手指末端开始终止于胸部，各长三尺五寸，左右六条，共长二丈一尺。足三阳经从足趾末端开始终止于头部，各长八尺，左右六条共长四丈八尺。足三阴经从足趾、足心开始终止于胸部，各长六尺五寸，左右六条共长三丈九尺。这些是说经脉循行的尺度和规律，都是以手足为开始。跷脉是奇经，有阴经和阳经之分，左右脚都有阳跷脉，从足太阳膀胱经的申脉穴开始，从外上行至风池穴结束。左右脚也都有阴跷脉，就是从足少阴肾经的照海穴开始，从内踝上行至喉咙结束。每脉长七尺五寸，共长一丈五尺。任督二脉也属于奇经，督脉起源于肾中，穿过会阴，贯穿脊柱，进入脑颅，交于头顶，终止于人中，统领全身的阳气。任脉起源于少腹之中，从会阴穿出后，上循腹部和脐部，向上到达喉咙，终止于嘴唇下的承浆穴，统领全身的阴气。各长四尺五寸，共长九尺。这就是经脉长短的尺寸数。

问：经脉有十二条，络脉有十五条，依次灌注流转的规律是什么？

答：经脉的主要功能是运行血气，贯通阴阳，使全身内外都能得到营养物质的供应。它的循环是经脉有十二条，从中焦开始，吃进去饮食水谷入于胃中，水谷化生的精微物质，注于手太阴、手阳明经，再从手阳明注于足阳明、足太阴经，再从足太阴注于手少阴、手太阳经，再从手太阳注于足太阳、足少阴经，再从足少阴注于手厥阴、手少阳经，再从手少阳注于足少阳，从而按照次序相传递，最终到达足厥阴经，从足厥阴经又注于手太阴经中。络脉有十五条，与经脉同出一源，都随着经脉的开始结束，相互流转灌注，就像是一个没有开始和结束的环，运行气血汇聚于人迎、寸口处，来诊断各种病，判断病情严重程度，是否有死亡的风险。

医经上说：明白经脉循行的开始和终结，可以断明生死，是什么意思？

答：脉气的始终是经脉的总纲，有提纲挈领的作用。人体的阴阳气血，像潮水一样按时灌注在寸口、人迎处，由此开始像环形一样流注，这是脉气之始。脉气之终，是三阴三阳经脉气之绝，气绝就会死亡，死亡的时候情况各不相同，因此说是脉气之终。

【按语】

本难论述了经脉的功能、长度、流注，以及人迎、寸口脉诊的意义，解释了为什么人切脉要讲究"五十动"的原因，以及如何判断经脉是否有"生气"。并阐述了十二经脉、十五络脉的功能和流注关系及其诊断学价值。通过阐述脉气的终始问题，将脏腑与经络有机结合起来，共同起到行血气、营阴阳的作用，并可辨识疾病之所在，辨证论治。

本难论述了经脉的长度，包括左右十二经脉、任督二脉、跷脉（男阳、女阴、双线），共28脉。计算方法与《灵枢·脉度》基本一致。《难经》与《内经》所言经脉"长度之数"，实际是经脉感传线的长度。《灵枢·脉度》说"此气之大经隧也"，说明古人不仅对人体经气感传路线做了定性观察，而且也做了定量的测定，这是我国古代对人体生理的伟大发现。经脉的功能是通过其流注来实现的。所谓流注，就是指十二经脉中气血的循行，而其循行是有一定方向和次序的。本难的论述与《灵枢·营气》一致。

二十四难

曰：手足三阴三阳气已绝，何以为候？可知其吉凶不？

然：足少阴气绝，则骨枯。少阴者，冬脉也，伏行而濡于骨髓。故骨髓不濡，即肉不着骨；骨肉不相亲，即肉濡而却[1]；肉濡而却，故齿长而枯，发无润泽；无润泽者，骨先死。戊日笃[2]，己日死。

足太阴气绝，则脉不营其口唇。口唇者，肌肉之本也。脉不营，则肌肉不滑泽；肌肉不滑泽，则肉满[3]；肉满则唇反，唇反则肉先死。甲日笃，乙日死。

足厥阴气绝，即筋缩，引卵与舌卷。厥阴者，肝脉也。肝者，筋之合也。筋者，聚于阴器[4]而络于舌本，故脉不营，则筋缩急，筋缩急则引卵与舌，故舌卷卵缩，此筋先死。庚日笃，辛日死。

手太阴气绝，即皮毛焦。太阴者，肺也，行气温于皮毛者也。气弗营，则皮毛焦；皮毛焦，则津液去；津

---

[1] 肉濡而却："濡"与"软"通，就是柔软。却，是退缩的意思，这里指肌肉萎缩。

[2] 笃：严重，重视。

[3] 肉满：《灵枢·经脉》作"人中满"，于义更得。

[4] 筋者，聚于阴器：阴器是指生殖器，聚于阴器的筋，主要是指经筋。

液去，则皮节伤[5]；皮节伤，则皮枯毛折；毛折者，则毛先死。丙日笃，丁日死。

手少阴气绝，则脉不通；脉不通，则血不流；血不流，则色泽去，故面色黑如黧[6]。此血先死，壬日笃，癸日死。

三阴[7]气俱绝者，则目眩转、目瞑。目瞑者，为失志；失志者，则志先死，死即目瞑也[8]。

六阳气俱绝者，则阴与阳相离，阴阳相离，则腠理泄，绝汗[9]乃出，大如贯珠，转出不流，即气先死。旦占夕死，夕占旦死。

【译文】

问：手足三阴经与手足三阳经的脉气衰竭的时候，会出现什么样的证候？能否预测它的吉凶呢？

答：气绝时，就会因缺乏肾气而导致骨痿。足少阴肾经以冬季当令，是冬天的脉气，伏行于深部，主要功能是濡养

---

[5] 皮节伤：津液缺少而引起的皮毛焦枯。

[6] 黧：《难经集注》作"黎"。杨玄操注："黎，人所食之果，取其黄黑。"

[7] 滑寿注："三阴，通手足经而言也。《灵枢》十篇作五阴气俱绝，则以手厥阴与手少阴同心经也。"

[8] 转：指眼球上翻。滑寿注："目眩转、目瞑者，即所谓脱阴者目盲，此又其甚者也，故云，目瞑者失志而志先死也。四明陈氏曰：'五藏阴气俱绝，则其志丧于内，故精气不注于目，不见人而死。'"

[9] 绝汗：张寿颐注："阴阳相离而腠理自泄，绝汗乃出，乃阴气绝于里。而孤阳无根，不能自摄，脱亡于外，洄溪谓阳不附于阴者，其旨如是，即所谓亡阳者是也。"

骨髓。所以如果骨髓得不到温养，就会使肌肉不能附着于骨。骨肉既已分离而不相亲近，也就会有肌肉松软而萎缩的现象。肌肉（如牙龈）萎缩，会使牙齿像长了一样，并且出现枯色，头发也不再润滑光泽。头发失去光泽，也就是骨已先死的征象。戊己日五行属土，肾脏属水，根据五行相克原理，土能克水，因此肾脏脉气绝的时候，戊日病情会加重，己日会死亡。

足太阴脾经脉气绝的时候，它的脉气在上不能濡养嘴唇。嘴唇是肌肉的根本，脉气不旺盛则肌肉不光滑润泽，则肌肉膨胀，嘴唇外翻，这就是肉已先死的征象。甲乙五行属木，脾脏属土，木能克土，因此说脾脏气绝的时候，甲日病情加重，乙日可能会死亡。

足厥阴肝经的气绝，会引起经筋收缩，牵引阴囊收缩、舌体挛缩。足厥阴经是肝脉，肝脏经脉和经筋大多循行于会阴部的生殖器，通过络脉和舌根相连，所以肝脉气绝的时候，筋脉失去濡养，因此会出现筋脉拘急，舌体挛缩、阴囊收缩的情况，这是筋已先死的征象。庚辛日五行属金，肝脏属木。金能克木，因此说肝脏脉气绝的时候，庚日病情会加重，辛日会死亡。

手太阴肺经脉气绝，毛发就会枯槁。手太阴是肺脉，肺脏统帅一身之气，气能温养皮肤毛发，肺经气绝，皮毛焦枯，津液枯竭失去津液，会使皮肤和关节受损；皮肤和关节受损，会使皮肤干枯，毛发折断，这是毛发已先死的征象。丙丁日五行属火，肺属金，火能克金，因此说手太阴肺经气绝的时候，病情会在丙日加重，丁日可能出现死亡。

手少阴心经脉气衰竭，则经脉不通；经脉不通，则血液不能正常运行；血液不能正常运行，肌肤就会失去光泽，所以面色就会黧黑，这就是血先死的征象。这种情况就会逢壬日加重，癸日死亡。

手足三阴经的脉气均衰竭者，就会出现头晕目眩，不能睁眼。不能睁眼为神志丧失的表现，神志一丧失，就离死亡不远了。所以临死时，眼睛就闭上了。

手足三阳经的脉气均衰竭者，就会出现阴阳相分离的情况，阴阳离绝，阳气不能固密，则腠理开泄，汗出如油，这就是绝汗，这种汗大得像连贯的珠子，从体内排出但不流动，是气先死的表现。所以早晨出现这种情况，那么可以预测当天晚上就会死亡；如果晚上出现这种情况，那么可以预测第二天早上就会死亡。

【按语】

本难主要阐述了阴阳各经经气绝的临床表现及其与天干的关系，以及预后情况，并将"脉气衰竭"作为辨识疾病预后吉凶的重要依据，同时参考六腑脉象，则可在一日之内定生死。

经气终绝的临床表现是以各经络所属脏器的功能特点及其所合之体、华、窍为依据的，各经气绝多表现于其所合的形体官窍的功能衰竭。其预后，以五行相克理论为依据而判断。由于经气绝的表现往往出现在疾病的危重阶段，所以各经疾病加重或死亡均在所不胜之时。需要指出的是，《难经》与《内经》阴阳各经气终绝的表现多是脏腑精气衰竭而显现于外的症状，一般凶多吉少，命在旦夕，救治困难。这些内容虽是在当时历史条件下提出的，较为古朴，但至今仍不失其临床价值，目前临证时无论是急性病还是慢性病，出现经文所述经气衰败的终绝症状，仍是危重之候，或为生命临终之象。

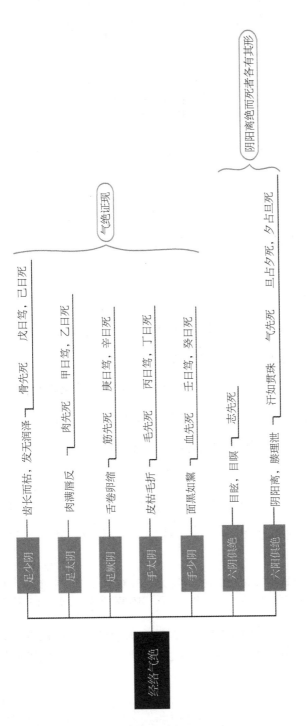

二十四难之经络气绝症图

二十五难

曰：有十二经，五脏六腑十一耳，其一经者，何等经也？

然：一经者，手少阴与心主别脉[1]也。心主与三焦为表里，俱有名而无形[2]，故言经有十二也。

【译文】

问：人体有十二条经脉，五脏与六腑加起来共十一个脏腑，还少了一条经脉，是什么经脉呢？

答：还有一条经脉，是手少阴心经的别脉手厥阴心包经。手厥阴心包经与手少阳三焦经互为表里，都是有名字却没有固定的形态，所以医经说人体有十二条经脉。

【按语】

本难以十二经为前提，将心包（手心主）及其经脉作为一个学术问题提出来，阐释了一脏（心与心包为一脏）二经（手

---

[1] 滑寿注："此篇问答，谓五脏六腑配手足之阴阳，但十一经耳。其一经者，则以手少阴与心主各别为一脉，心主与三焦为表里，俱有名而无形，以此一经并五脏六腑共十二经也。"

[2] 玄医注："心主包络于外，三焦包络于周身，俱有质而无形。凡物之貌，长短方园椭角之类，谓之形也。然则心主形者，心形是也；三焦形者，身形是也。此有名无形之谓也。"

少阴与手心主之别）的理由，指出心与心包（心主）虽分别有各自的经脉，但心包为有名无形之脏，因而只计经脉数不计脏器数，也没有将心包当作一个独立的脏器，但对心包、三焦及其经脉的形质、功能进行了深入探讨，提出"有名无形"论，并作了独特的理论阐发，不仅在经脉理论上有其新见，而且在脏腑学说上也有学术突破。

本难所言的"有名而无形"，指的是没有固定形态，而不是没有形体。这也提示我们，在阅读中医经典的时候不可将思想囿于西医的解剖学。

二十六难

曰：经有十二，络有十五，余三络者，是何等络也？

然：有阳络，有阴络，有脾之大络[1]。阳络者，阳跷之络也；阴络者，阴跷之络也。故络有十五焉。

【译文】

问：人体经脉有十二条，络脉却有十五条，每条经脉各有一条络脉，还多出来的三条络脉，是什么呢？

答：在人体十二络脉所属的十二经脉之外，还有阳络、阴络及脾之大络。阳络就是阳跷经的络脉，阴络就是阴跷经的络脉。所以共有十五络脉。

【按语】

强调了个别经络——十五络脉的重要性。

"十五络"一词首见于《灵枢》的"九针十二原"和"经脉"篇，但本难中所指与《内经》略有不同，同时本难还对十五络的功能及与十二经脉的关系做了明确论述，从而丰富了十五络理论。

---

[1] 脾之大络：即足太阴脾经的大包络。

本难在计算"十五络"的数目时明确指出"阳络者，阳跷之络也；阴络者，阴跷之络也"，即络脉有十五条，十二正经各有一条，阴跷、阳跷各有一条，加上脾之另一条别络，得十五别络之数，足见奇经与络脉的关系之密切。正因为如此，后世医家在临床实践中常将奇经八脉与经络互称。如《临证指南医案·疟》中载："其久病入络入血，由阳入阴，间日延为三症，奇经跷维被邪伤……但仍是脉络为病。"《临证指南医案·痿》有"兼以下元络脉已虚"。下元络脉，明指奇经八脉。而在论治上也常有"通络兼入奇经"之说，可见叶桂已将奇经八脉、经络两看了。另外，很多虫类药，均是入络搜剔之品，但同时也都是本草中所载入奇经之药，如卢之颐《本草乘雅半偈》中载蚱蝉、僵蚕、水蛭等均入奇经。而从循行上，冲脉、任脉、督脉不但直行而且横贯，阴跷脉、阳跷脉、阴维脉、阳维脉作为少阳与太阳之别却纵向直行，更有带脉回身一周，横拦身中，若以纵横论经络，则奇经二者皆有。据上述，奇经八脉确是兼具双重特点和作用的特殊经脉，这是奇经八脉的一大特点。

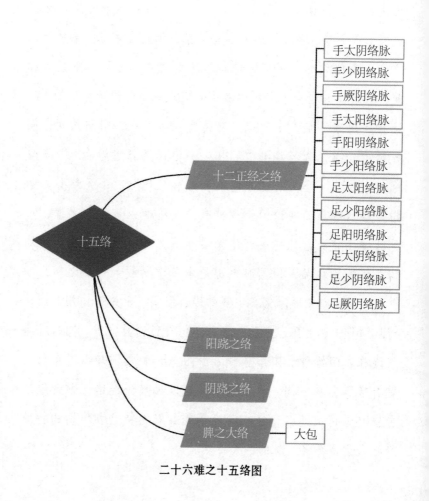

二十六难之十五络图

二十七难

曰：脉有奇经八脉者，不拘于十二经，何也？

然：有阳维，有阴维，有阳跷，有阴跷，有冲，有督，有任，有带之脉。凡此八脉者，皆不拘于经，故曰奇经八脉[1]也。

经有十二，络有十五，凡二十七，气相随上下，何独不拘于经也？

然：圣人图设沟渠，通利水道，以备不然[2]。天雨降下，沟渠溢满，当此之时，霶霈妄行，圣人不能复图也。此络脉满溢，诸经不能复拘[3]也。

【译文】

问：经脉还有奇经八脉，不属于十二条经脉，是什么呢？

答：奇经八脉有阳维脉、阴维脉、阳跷脉、阴跷脉、冲脉、

---

[1] 拘：限制。奇：一说作"异"，指奇经功能异于十二经；一说没有配偶称奇。虞庶注："此八脉，不系正经阴阳，无表里配合，别道奇行，故曰奇经也。所以经言八脉不拘于经，以此验也。"

[2] 不然：《脉经》"然"作"虞"。虞，有预料之意，义顺，应据改。

[3] 李时珍《奇经八脉考》："正经犹夫沟渠，奇经犹夫湖泽。正经之脉隆盛，则溢于奇经，故秦越人比之天雨降下，沟渠溢满，霶霈妄行，流于湖泽，此发《灵》《素》未发之秘旨也。"

督脉、任脉、带脉。这八条脉，不属于十二经脉的任何一条，所以叫奇经八脉。

人体经脉有十二条，络脉有十五条，共二十七条，这些经络之气都是相互顺接而运行于周身，为什么只有奇经八脉不属于十二经脉？

答：古代圣人建设沟渠，打通水路，以此来预防水灾。如果天降大雨，沟渠已经蓄满，这个时候，大量的雨水到处流走，即便是圣人也没有更好的办法。这就好比络脉中的气血在充盈之后，便会流出，而奇经八脉的作用就是把充盈后流出的气血蓄积起来，所以奇经八脉不同于十二经脉系统。

【按语】

本难主要讲述了奇经的含义和内容，以及奇经八脉和十二正经的关系。《内经》提到督脉、任脉、冲脉、带脉、阳跷脉、阴跷脉、阳维脉、阴维脉这八条经脉，并有这八条经脉各自的循行路径、功用、主病、证治等零散论述，但并没有统称八脉，亦无奇经之名，更无其概念的表述。《难经》则明确提出，在十二正经之外，尚有八条"奇经"，并首次予以冠名，提出了"奇经"及"奇经八脉"的概念，并明确了"奇经"的八条经脉名称分别是督脉、任脉、冲脉、带脉、阴维脉、阳维脉、阴跷脉、阳跷脉。《难经》提出奇经之名，并对奇经生理功能进行论述，在中医学经络理论的学术发展史上具有原创性的贡献。

本难指出十二经脉和十五别络共二十七气，虽同出一源，相随上下，但别络作为从十二正经上分出的较大支脉，大多分布于体表，网布全身，主要是为十二经脉转注分流的，而十二经脉对其作用则较小，故有"络脉满溢，诸经不能复拘"之说。此论别出义涵，在《内经》之外更有发明，实有功于经络学说。

二十八难

曰：其奇经八脉者，既不拘于十二经，皆何起何继也？

然：督脉者，起于下极之俞，并于脊里，上至风府，入属于脑。

任脉者，起于中极之下，以上毛际，循腹里，上关元，至咽喉。

冲脉者，起于气冲，并足阳明之经[1]，夹脐上行，至胸中而散也。

带脉者，起于季胁[2]，回身一周[3]。

阳跷脉者，起于跟中，循外踝上行，入风池。

阴跷脉者，亦起于跟中，循内踝上行，至咽喉，交贯冲脉。

阳维、阴维者，维络于身，溢蓄，不能环流灌溉诸经者也[4]，故阳维起于诸阳会也，阴维起于诸阴交也[5]。

---

[1] 并足阳明之经：《素问·骨空论》作"并足少阴之经"。滑寿注："按冲脉行乎幽门、通谷而上，皆少阴也，当从《内经》。"

[2] 季胁：又名季肋，在侧胸部最下最短的肋骨处。

[3] 回身一周：《太素》杨注引文"回身"上有"为"字。杨上善云："一周，亦周腰脊也，故带脉当十四椎，束带腰腹，故曰带脉也。"

[4] "溢蓄不能环流灌溉诸经者也"十二字，上下文义不属。《太素·经脉之三》"阴阳维脉"杨注引"溢蓄不能环流灌溉诸经"十字，是在"人（当作血）脉隆盛"句上，

比于圣人图设沟渠，沟渠满溢，流于深湖，故圣人不能拘通也。而人脉隆盛，入于八脉，而不还周，故十二经亦有不能拘之[6]。其受邪气，畜则肿热，砭射之[7]也。

【译文】

问：奇经八脉，既然不属于十二经脉，那么它们起源于哪里？又终止于哪里呢？

答：督脉起源于躯干最下部的会阴部，沿着脊柱内侧向上循行到达风府穴，进入脑部而连属于脑。

任脉起源于小腹部中极穴以下，向上经过阴毛，沿着腹腔内部，向上经过关元穴，最后到达咽喉部。

冲脉起源于腹股沟的气冲穴，与足阳明胃经相平行，沿着脐旁两侧上行，到达胸部中间后就散开了。

可参。

[5] 滑寿注："阳维阴维，维络于身，为阴阳之纲维也。阳维所发，别于金门，以阳交为郄，与手足太阳及跷脉会于臑俞；与手足少阳会于天髎，及会肩井；与足少阳会于阳白，上本神、临泣、正营、脑空，下至风池；与督脉会于风府、哑门，此阳维之起于诸阳之会也。阴维之郄曰筑宾，与足太阴会于腹哀、大横，又与足太阴、厥阴会于府舍、期门，又与任脉会于天突、廉泉，此阴维起于诸阴之交也。"

[6] "而人脉"句：《太素》杨注引作"血脉"。丁锦注："此言十二经亦不能拘八脉，故复以图设沟渠喻十二经，深湖喻八脉。圣人不能拘通者，言十二经脉之气血隆盛，入于八脉，而能复令八脉之气血反于十二经也。"

[7] 砭射之：砭，是砭石，即用石片扎刺皮肤，为远古时代治病工具。射之，就是射刺放血的疗法。

带脉起源于两侧胁肋下部，环绕腰腹循行一周。

阳跷脉起源于足跟中部，沿着足外踝上行，最后到达脑后部的风池穴。

阴跷脉起源于足跟中部，沿着足内踝上行，最后到达咽喉部，与冲脉相交汇。

阳维脉、阴维脉主要维系和联络周身经脉，蓄积充盈气血，而不随十二经脉周流，灌注各经脉，所以阳维脉起源于各阳经交汇处的金门穴，阴维脉起源于各阴经交汇处的筑宾穴。

奇经八脉的生理功能，就像圣人建设沟渠，打通水道一样，当沟渠蓄满之后就会向外流出，将其疏导流入深湖，所以圣人治水不拘泥于仅仅通利水道。而人体经脉气血也是一样的道理，当人体经脉中气血隆盛之时，过剩的气血就会蓄积于奇经八脉之中，而不周流于十二经脉的循环之中，所以十二经脉不能制约奇经八脉。如果奇经八脉受到邪气的侵扰，蓄积在体内，就会肿胀发热，当用砭石射刺疗法进行治疗。

【按语】

本难以自然之沟渠和湖泽类比人体之正经和奇经，论述了奇经八脉的循行和起止点，和二十九难共同丰富了《内经》对奇经八脉的论述，以及经脉的终始含义、产生的病症等。

本难明确指出督脉分布于人体后正中线："起于下极之俞（指前后二阴之间的会阴穴），并于脊里，上至风府，入属于脑。"言简意赅，统一和规范了督脉的循行路线，成为后世督脉起止循行的基本标准。描述任脉"起于中极之下，以上毛际，循腹里，上关元，至咽喉"，虽与《内经》所述一致，但予以简化，后世多宗此。

《内经》没有描述带脉的循行，仅在《灵枢·经别》《素问·痿论》中提及其病理。关于跷脉的循行，《灵枢·脉度》仅言阴跷脉"起于然骨之后"，未及阳跷脉；《灵枢·寒热病》也只是论述了阴跷脉、阳跷脉的关系及其气之盛衰对眼目开合或睡眠的影响。维脉的循行，《内经》也几乎没有论及。本难中补充了带脉、阴阳跷脉、阴阳维脉的循行。

关于冲脉的循行，《内经》阐述的线路较为复杂，历代对冲脉循行起止、分布的认识分歧较大，本难言冲脉起于足阳明胃之气冲（气街），说明它接受气血俱盛之阳明经气灌注，是气血灌冲的重要经脉，与《灵枢·海论》中所说"冲脉者为十二经脉之海"相吻合。

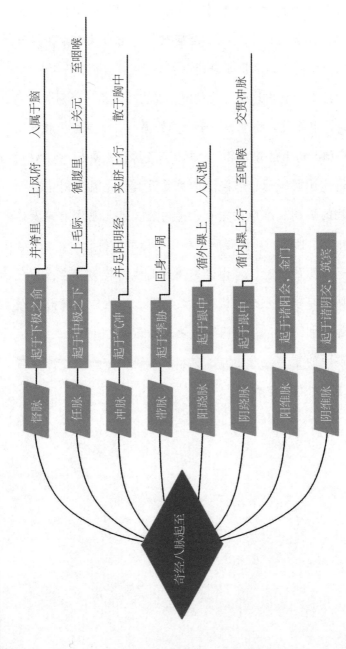

二十八难之奇经八脉图

二十九难

曰：奇经之为病何如？

然：阳维维于阳，阴维维于阴，阴阳不能自相维，则怅然失志，溶溶不能自收持[1]。

阳维为病苦寒热，阴维为病苦心痛。

阴跷为病，阳缓而阴急，阳跷为病，阴缓而阳急。

冲之为病，逆气而里急。

督之为病，脊强而厥。

任之为病，其内苦结，男子为七疝，妇子为瘕聚[2]。

带之为病，腹满，腰溶溶如坐水中[3]。

此奇经八脉之为病也。

【译文】

问：奇经八脉发生病变，是什么样的呢？

答：阳维脉维系阳经，阴维脉维系阴经，如果阴维脉、

---

[1] 怅然失志：形容失意而郁郁不舒。溶溶，形容体倦乏力的病态。张寿颐注："阳维维阳，阴维维阴，盖以此身之真阳真阴而言。阴阳不能维系，故怅然失志，阳气耗散而索索无生气也。溶溶不能自收持，阴液消亡而萎软无力也。"

[2] 瘕聚：形容腹部有包块的病证。瘕是结聚浮瘕，推移乃动，假借他物而成形。聚是积聚，痛无常处。

[3] 张寿颐注："带脉在腰，围身一周，故带病则腰无约束，而阳气不振，乃宽纵而畏寒也。"

阳维脉不能相互维系，就会出现心情抑郁，周身倦怠乏力，不能控制自己的动作。

如果阳维脉出现病变就会出现恶寒发热的症状，如果阴维脉出现病变就会出现心胸部疼痛的症状。

阴跷脉出现病变，就会出现属阳的外侧筋脉迟缓，属阴的内侧拘急的症状。阳跷脉出现病变，就会出现属阴的内侧迟缓，而属阳的外侧拘急的症状。

冲脉病变，就会出现气逆上冲、腹中疼痛的症状。

督脉病变，就会出现脊背强直，甚至角弓反张、昏厥的症状。

任脉病变，腹部常出现急结疼痛的症状，男子可表现为七种疝气，女子可表现为瘕聚。

带脉病变，就会出现腹部胀满，如同坐在冷水中一样。

这些就是奇经八脉出现的病证。

【按语】

本难主要论述了奇经八脉的病证。《内经》对奇经八脉的病症论述较多，散见于《素问·骨空论》《灵枢·经脉》《灵枢·海论》《素问·上古天真论》《素问·举痛论》等。《难经》对奇经八脉的病理变化、症状的论述则集中于本难之中。所论病变，多为奇经单经病变，也有二经同病者。在论述各经病变时，时有对其病理变化的概括性分析，为后世对奇经病变的认识及其临床应用发挥了重要指导作用。

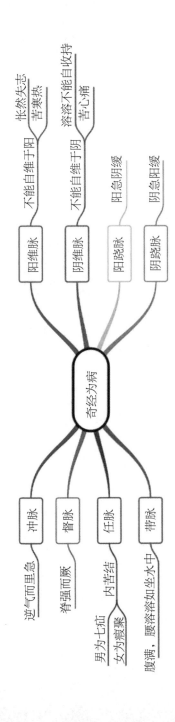

二十九难之奇经为病图

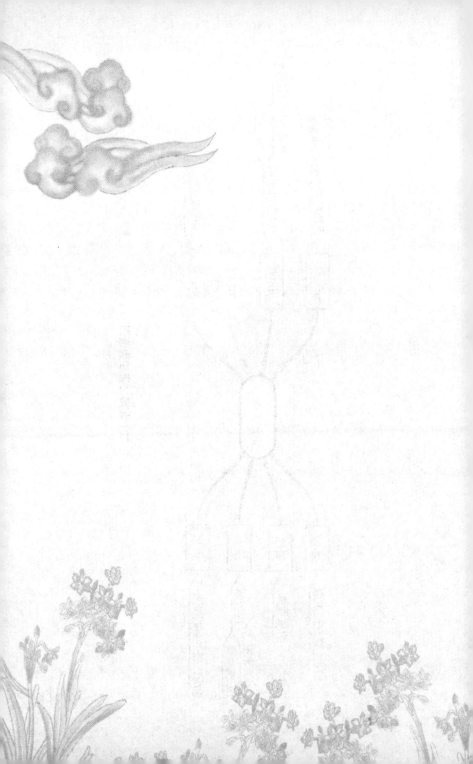

三十难

曰：荣气之行，常与卫气相随不？

然：经言人受气于谷。谷入于胃，乃传于五脏六腑，五脏六腑皆受于气。其清者为荣，浊者为卫，荣行脉中，卫行脉外，营周不息，五十而复大会。阴阳相贯，如环之无端，故知荣卫相随也[1]。

【译文】

问：营气是否是随着卫气而运行的呢？

答：医经说人体的精气均来自饮食水谷。这些饮食水谷通过口进入胃，然后经过胃的受纳、腐熟，通过脾的运化输布传到五脏六腑，所以五脏六腑的正常运行全都依赖于饮食水谷所化生之气。其中所化生水谷精微中质地较清而稀的称为营气，质地较浊而稠的称为卫气，营气运行于脉内，卫气运行于脉外，营卫之气不停息地运行于周身，一昼夜运行全

---

[1] 本难所引文字，与《灵枢·营卫生会》篇大同小异。"乃传于五脏六腑"，彼作"以传与肺"；"荣"，彼作"营"。

身五十周次后会合于手太阴肺经。阴阳内外相互贯通，犹如圆环一样没有止端。所以知道营气是伴随着卫气同时运行的。

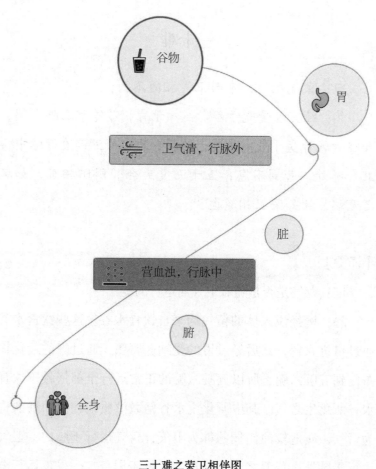

三十难之荣卫相伴图

三十一难

曰：三焦者[1]，何禀何生[2]？何始何终？其治[3]常在何许？可晓以不？

然：三焦者，水谷之道路，气之所终始也。

上焦者，在心下，下膈，在胃上口，主内而不出。其治在膻中，玉堂下一寸六分，直两乳间陷者是[4]。中焦者，在胃中脘，不上不下，主腐熟水谷，其治在脐旁。下焦者[5]，当[6]膀胱上口，主分别清浊，主出而不内，以传导也。其治在脐下一寸。故名曰三焦，其府在气街[7]。

---

[1] 三焦者：《说文》曰：焦，火所伤也。《素问》曰：凡气因火变则为焦。唐代杨玄操和宋代杨康侯曰：焦，元也，天有三元之气，所以生成万物。人法天地，所以亦有三元之气，以养身形。

[2] 禀：禀受。生：应作"主"讲，据下文"主内而不出""主腐熟水谷""主出而不内"为证。

[3] 治：滑寿注："犹司也，犹郡县治之治，谓三焦处所也。或云，'治'作平声读，谓三焦有病。当各治其处，盖刺法也。"即一作治理处所讲，一作针治部位讲。张寿颐："伯仁以'治'字作处所解，甚是。"

[4] "玉堂下一寸六分，直两乳间陷者是"十四字，滕万卿："疑是古来注语，误入正文中者。"可参。

[5] 下焦者：杨注有"自脐之下"四字。清代莫熺有"在脐下"三字。

[6] 当：《说文解字》中为遮挡意。

[7] 其府在气街：宋代虞庶曰："气街在少腹毛中两旁各二寸。是穴乃足阳明脉气所发。"《灵枢·卫气》："请言气街，胸有气街，腹有气街，头有气街，胫有气街。"徐大椿注："府，犹舍也，藏聚之主，言其气藏聚于此，《素问·骨空论》：'冲脉起于气街。'注曰：'足阳明经，在毛际两旁是也。'"

问：三焦承受什么？主管什么？在哪里开始哪里终止？三焦所主治的穴位在什么地方？能和我说一下吗？

答：三焦是水谷运行的通道，元气的运行贯穿三焦的始终。上焦的位置在心脏下面，横膈膜上面，胃的上口，主管受纳饮食，入而不出，主治的穴位在膻中穴，在玉堂穴下一寸六分，任脉与两乳头连线的位置凹陷的地方。膻中所输布的胃气与肺所输布的精气共同灌溉诸经诸脏。中焦的位置是在脐以上胸膈以下，中焦脾胃主要作用为腐熟运化水谷形成气血以充养五脏。其主治的穴位是脐旁足阳明胃经上的天枢。下焦位置在脐以下，遮盖到膀胱的上口，在阑门分水浊入膀胱，固浊入大肠，主管糟粕传出，不主入。其主治的穴位在脐下一寸阴交穴。此上中下统称三焦，是元气所运行的道路，三焦元气藏聚的地方也叫气街。

【按语】

本难主要论述了三焦的部位和功能，强调说明三焦是水谷之道路，简要说明了三焦与人体之气的关系、上中下三焦的主要功能，以及在体表把握上中下三焦的关键部位。

《难经》中论述三焦，略去水道之说，将主上中下三部气化之说简明化，为其开拓三焦理论"搭桥"。《难经》三焦概念以气立论，如本难中"水谷之道路，气之所终始"，说明与《内经》理论一脉相承。

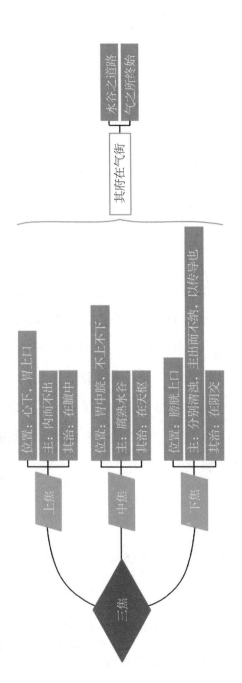

三十一难之三焦功用图

上焦 —— 位置：心下，胃上口
　　　　主：内而不出
　　　　其治：在膻中

中焦 —— 位置：胃中脘，不上不下
　　　　主：腐熟水谷
　　　　其治：在天枢

下焦 —— 位置：膀胱上口
　　　　主：分别清浊，主出而不纳，以传导也
　　　　其治：在阴交

三焦 —— 其府在气街 —— 水谷之道路
　　　　　　　　　　　　气之所终始

三十二难

曰：五脏俱等[1]，而心肺独在鬲上者，何也？

然：心者血，肺者气。血为荣，气为卫[2]，相随上下，谓之荣卫。通行经络，营周于外，故令心肺独在鬲上[3]也。

【译文】

问：五脏都是等同的，为什么心肺独在鬲之上呢？

答：心主血，为帝王的角色，应当高居远视；肺主气，为宰相的角色，应当在鬲以上，不使鬲下浊气向上侵犯心肺，营行脉中，卫行脉外，相互随同着全身上下运转，所以称为荣卫。贯通流行在经络，周转于体表，使心肺能更好地运行气血，营养固护周身，使气能依血而动，血能据气而运行。所以心肺都在鬲上。

---

[1] 五脏俱等：五脏都是等同的。清代莫熺言："五脏具相等同。"

[2] 心者血，肺者气：《五行大义》引文"者"作"主"。徐大椿注："《素问·五藏生成论》云：诸血者皆属于心，诸气者皆属于肺。盖营行脉中，故血为营；卫行脉外，故气为卫。"

[3] 滑寿注："'四明陈氏曰：此特言其位之高下耳。若以五脏德化论之，则尤有说焉。心肺既以血气生育人身，则此身之父母也。以父母之尊，亦自然居于上矣。'《内经》曰：'鬲肓之上，中有父母，此之谓也。'"

【按语】

本难主要说明了心肺在生命活动中的重要性，同时相应地强调了营卫在生命活动中的重要性。现代医学考察人体的生命体征，也强调了"心跳"（心）和"呼吸"（肺）的重要性，但是中医的心肺对应的不仅仅是呼吸和心跳，还有营卫气血，和西医对心肺的强调有着本质的不同。

本难内容是关于"心肺独在鬲上"的讨论。作者通过解剖观察，在了解了心肺居鬲上的解剖位置之后，进而运用类比思维，以上位为尊，心主血、肺主气，营卫气血能荣养生身，来解读心肺居鬲上的问题，突出它们在生命活动中的重要作用，故《素问·刺禁论》有"鬲肓之上，中有父母"之论。可见，肺在鬲上的认识，是肺藏象理论中相傅之官、肺为华盖、水之上源、肺气通天等形态学理论的基础。其他脏腑也是如此。可以说，没有解剖便没有脏腑的基本概念，便没有建立在这些概念基础上一系列的生理病理认识和临床辨治，也就不会形成藏象学说理论体系。

三十三难

曰：肝青象木，肺白象金。肝得水而沉，木得水而浮；肺得水而浮，金得水而沉。其意何也？

然：肝者，非为纯木也[1]，乙角也[2]，庚之柔[3]。大言阴与阳，小言夫与妇。释其微阳，而吸其微阴之气[4]，其意乐金，又行阴道多[5]，故令肝得水而沉也。肺者，非为纯金也，辛商也[6]，丙之柔[7]。大言阴与阳，小言夫与妇。释其微阴，婚而就火，其意乐火，又行阳道多[8]，故令肺得水而浮也。

肺熟[9]而复沉，肝熟而复浮者，何也？故知辛当归庚，乙当归甲也。

---

[1] 肝为乙木，与庚金相合，从夫之性多，固非纯木。

[2] 乙：天干合五行为阴木；角：天干配五音，甲乙角。

[3] 柔：阴也，妻也。

[4] 释：《说文解字》中有"释者，解也，散也"。微：此处非绝对微小，渐盛渐若之意。可证在本难言："肺熟而复沉""肝熟而复浮者"。

[5] 杨注："木生于亥气而王于卯，故云行阴道多。"肝在下，又经为厥阴，行人之阴处多，亦可佐证（此处与合化之意不一）。

[6] 庚辛为金，五音配商。

[7] 阴辛金配阳丙火，夫妇立，辛被制为柔。

[8] 杨注："金生于巳，王于酉，故云行阳道多。"

[9] 熟：《说文解字》释"食饪也"。《广韵》释"成也"。杨注云："熟论死矣。"

【译文】

问：肝主青色，其象是木。肺主白色，其象是金。按寻常的理解木见到水应当是浮的，金见到水应该是下沉的，为什么肝与肺是相反的呢？

答：肝是乙木，不是纯粹的木，在五音中是角音，乙、庚合化为金，属于庚金的从属，就像古代妻子从丈夫的姓相似。往大了说是阴从阳，往小了说是妇随夫。肝木此时释去与甲木的微阳而吸取了乙木的微阴，与庚金相合，更趋向于金，又有其行阴道多，并且肝本位在下，所以得水而沉。肺也不是纯粹的金，是辛金，在五音中是商音，丙辛合化水，火克金，妇随夫，肺辛释去自己的微阴，婚后妇随夫，以丙夫的火意为乐，并且辛金行阳道多，又其位置在上焦为华盖，所以得水而浮。

肺金逐渐成熟壮大，显现金得到水而沉的本性，肝也是同理而浮，归纳一下，就是辛金归庚金，乙木归甲，回归本性。

【按语】

本难通过论肝肺浮沉说明了五脏的本身是有生机的，而此生机来自内在阴阳的调和。

同《黄帝内经》相类似，《难经》也有学术内容阴阳五行化的明显倾向，本难就是以阴阳互根、五行交会理论来论述肝肺在水中浮沉的问题。这似乎是一个充满矛盾的问题，在水里木浮金沉，然而属木的肝脏在水中却不浮而沉，属金的肺脏在水中不沉反浮，这是为什么呢？

想要理解《难经》对上述问题的回答，首先需了解五行金木、五脏肝肺与天干阴阳相配的关系。其配属规律是：甲乙为木，五音为角；庚辛为金，五音为商。其中甲、庚为阳干，配腑；乙、辛为阴干，配脏。故肝为乙角，肺为辛商。天干的五行所属，是以五行特性结合五时生物生长的特点为依据的，如肝气应于春，春主木气，木气生发，万物萌芽，甲乙为万物初生之貌，故甲乙为木。又如心气应于夏，夏主火气，火主长养，万物丰茂，丙丁为万物生长明显壮大之貌，故丙丁为火。五行与阴干阳干相配，体现刚柔相合。阴木配阳金，阴金配阳火，即乙与庚合，乙为庚之柔也，辛与丙合，辛为丙之柔也。

本难采用了阴阳五行学说回答"肝沉肺浮"问题，认为肝在水中之所以沉，是由于肝非纯木，乙庚相合，乙木释放微弱春阳，吸收庚金微弱秋阴，从而顺从其阴向下的属性，表现为沉。而肺之所以浮，是由于肺非纯金，丙辛相合，辛金释放微弱秋阴，吸收丙火夏阳，从而顺从阳气向上的属性，表现为浮。本难回答并未承接脏器浮沉的物理特性，而是借问题的提出，重点阐述了五行阴阳的道理，也即五脏阴阳相互为用、相互克制的道理。虽然文中以天干推演、夫妇作喻，但究其精神实质，却包含着生理奥义，如木属阳而又有阴阳，阴木之中含有阳金克制之气，故肝居膈下阴位而属少阳，藏血而性升散；金属阴而又有阴阳，阴金之中含有阳火克制之气，故使肺居膈上阳位而属少阴，主气而性肃降。

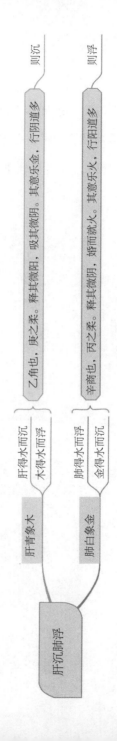

三十三难之肝肺浮沉图

三十四难

曰：五脏各有声、色、臭、味、液，皆可晓知以不？

然：《十变》[1]言，肝色青，其臭臊，其味酸，其声呼，其液泣[2]；心色赤，其臭焦，其味苦，其声言[3]，其液汗；脾色黄，其臭香，其味甘，其声歌，其液涎；肺色白，其臭腥，其味辛，其声哭，其液涕；肾色黑，其臭腐，其味咸，其声呻，其液唾。是五脏声、色、臭、味、液也。

五脏有七神[4]，各何所藏耶？

然：脏者，人之神气所舍藏也。故肝藏魂[5]，肺藏魄[6]，心藏神，脾藏意与智[7]，肾藏精与志[8]也。

【译文】

问：五脏各有声、色、臭、味、液，分别是什么呢？

---

[1]《十变》：古医经名，今已无考。

[2]泣：一曰泪。

[3]言：一曰笑。

[4]肝心肺各藏一神，脾肾各藏两神，合七神。

[5]《灵枢经》：随神往来者谓之魂。

[6]《灵枢经》：并精出入者谓之魄。

[7]《灵枢经》云："肾藏精与志，专意而不移者也。意之所在谓之志，又云守其精者谓之志。"

[8]《灵枢经》云："意主所思，智主所记。"

答：古代经典医书《十变》中说：肝为青色，臭臊，味酸，声呼，液泣。然而这声色臭味液都是怎么形成的呢？臭因火而出，味需要有土才能形成，声得金才能发，液因水才能行，色由木气变化而来。《内经》《黄庭经》都说肝为木，其色青，位居东方，肝木得火臭臊，木受土气而味酸，金木相配发为呼，泣是泪，水灌溉木能生泣泪。心色赤，木在火中为赤色，臭焦，火与火相加，火就更盛，出焦苔，所以其臭焦。火入于土，甘味变苦。火克金，金火相随像夫妻见面，发声为言，《素问》曰笑。水火交蒸出液为汗。脾主黄色，是木在土中而成，火入土中臭之为香，常见火烧过的土确实闻起来香气入脾，反为皆出于土，与脾的本味相合，自然为甘味，金与土相生像母子相见，发声作歌。脾为湿土遇水出液为涎。肺为白色，金水相遇变化臭出腥，土金相见为辛，金肺声哭，金五音商，同伤，秋同愁，故伤秋悲哭。水行成液，肺金生水，与水合，通过肺窍鼻出液曰涕。肾主黑色，水遇水变黑。火主真，在水臭腐。土受味，在水管味咸。金主声，金母水子相见发声娇呻。五液都出自水，肾主精华，任督运行处窍舌下金津玉液称为唾。这是五脏声色臭味液相关相通的原理。

问：五脏藏有七神，请问是如何归藏的呢？

答：脏，人的神气所归藏的地方，各神的归藏如下：肝藏魂，肺藏魄，心藏神，脾藏意与智，肾藏精与志。

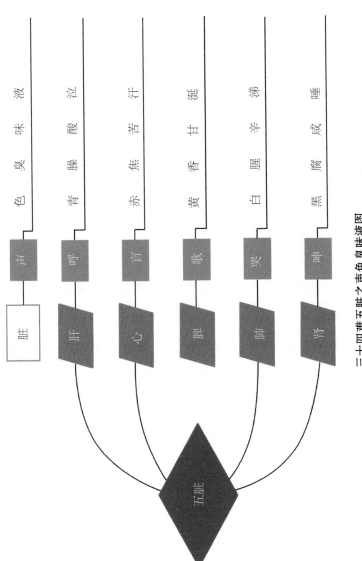

三十四难五脏之声色臭味液图

三十五难

曰：五脏各有所，腑皆相近[1]，而心肺独去大肠、小肠远者，何也？

然：经言心荣肺卫，通行阳气，故居在上；大肠、小肠传阴气而下，故居在下。所以相去而远[2]也。

又，诸腑者皆阳也，清净之处，今大肠、小肠、胃与膀胱，皆受不净，其意何也？

然：诸腑者，谓是非[3]也。经言小肠者，受盛之腑也；大肠者，传泻行道之腑也；胆者，清净之腑也；胃者，水谷之腑也；膀胱者，津液之腑也，一腑犹无两名，故知非也。小肠者，心之腑；大肠者，肺之腑；胆者，肝之腑；胃者，脾之腑；膀胱者，肾之腑。小肠谓赤肠[4]，大肠谓白肠，胆者谓青肠，胃者谓黄肠，膀胱者谓黑肠。下焦之所治也。

---

[1] 本脏本腑的直观距离。

[2] 玄医注："心主荣，肺主卫。荣卫运身表而如天道，故在上；大小肠主传导而如地道，故居下，不得不相远也。"

[3] 滑寿注："谓诸腑为清净之处者，其说非也……盖腑体为阳，而用则阴，《经》所谓浊阴归六腑是也。云诸腑皆阳，清净之处，唯胆足以当之。"

[4] 肠：南京中医学院（现为南京中医药大学）《难经校释》："《释名》说：'畅也。'腑既是泻而不藏，故宜通畅。这里把胃、胆、膀胱都称为肠，其意可能在此。"

【译文】

问：五脏心肝脾肺肾各有腑相配：心配小肠，肝配胆，脾配胃，肺配大肠，肾配膀胱，可是脾胃、肝胆、肾膀胱都是相邻的，为什么心肺与其所配的腑相距那么远呢？

答：心主荣血，肺主卫气，心为火君主之官，肺主气通于天气，都通行阳气，是在上面的；大小肠都是向下传送糟粕的，传导浊阴之气下行，所以位置在下面。上下相别，所以相离较远。

问：所有的腑都属阳，阳应该是清明洁净的，为什么大、小肠，胃，膀胱都有承受糟粕的作用呢？

答：各腑虽属于阳，若把它们都称为洁净之处，是不对的。医经上说，小肠是接受胃中已腐熟的水谷的腑，大肠是传送糟粕、排泄粪便的腑，胆是洁净不浊的腑，胃是受纳和消化饮食的腑，膀胱是蓄藏水液的腑。每一腑都没有两种名称，所以把各腑都称为洁净之处的说法是不对的。五腑和五脏相配，小肠是心之腑，大肠是肺之腑，胆是肝之腑，胃是脾之腑，膀胱是肾之腑。每一脏各有所主的颜色，与它相对应的腑也可以用这种颜色来定名。心主赤色，小肠称为赤肠；肺主白色，大肠称为白肠；肝主青色，胆称为青肠；脾主黄色，胃称为黄肠；肾主黑色，膀胱称为黑肠。这些脏腑都是下焦之气所管理的。

三十六难

曰：脏各有一耳，肾独有两者，何也？

然：肾两者，非皆肾也。其左者为肾，右者为命门[1]。命门者，诸神精之所舍[2]，原气之所系[3]也；男子以藏精，女子以系胞。故知肾有一也。

【译文】

问：五脏各有一个，为什么肾有两个呢？

答：常说肾有两个，其实并不是两个都是肾。左边的我们称之为肾，右边的称之为命门。命门是全身神气和精气之所在，也是维系元气生生不已的所在。男子借其藏生殖之精，女子借其维系胎胞。所以说"肾"也是只有一个的。

【按语】

本难最先提出了"命门"的概念和功能，为后世的"命门学说"奠定了基础，也是《难经》的重大贡献之一。

---

[1]左、右：不能以形态部位的左右来看待，应该从阴阳水火的关系来理解。袁崇毅注："古时尚阴阳，越人创左肾右命之说，即寓左水右火之意。"滕万卿注："肾一脏中，寓阴阳二气，虽有两枚，然其气相通，固一水脏，唯使人知阴中有命门之阳也。"

[2]诸：当作"谓"。神精之所舍，指神气和精气藏舍的处所。

[3]系：维系。原气，即元气，即肾间动气。原气之所系，指命门是维系元气生生不已的所在。

《内经》中也出现"命门"一词，并且一共出现了三次，分别见于《素问·阴阳离合论》《灵枢·根结》《灵枢·卫气》。《内经》将命门作为太阳经的"结""标"，明确提出命门指的是眼睛。《难经》则独辟蹊径，在本难中提出"诸神精之所舍，原气之所系也；男子以藏精，女子以系胞"，三十九难中提出"腑有五，脏有六""其气与肾通"，将命门作为独重之脏，这是命门义理概念上的一次根本转变与演化。

自《难经》先天命门之论出，《内经》目命门之说逐渐隐去，至今临床所言命门悉本《难经》，其理论对于先天禀赋的强弱、性生殖病变以及虚损证候治本方面，都有重要的指导意义。

三十七难

曰：五脏之气，于何发起，通于何许[1]，可晓以不？

然：五脏者，当上关于九窍[2]也。故肺气通于鼻，鼻和[3]则知香臭矣；肝气通于目，目和则知黑白矣；脾气通于口，口和则知谷味矣；心气通于舌，舌和则知五味矣；肾气通于耳，耳和则知五音矣。

五脏不和，则七窍不通；六腑不和，则留结为痈[4]。邪在六腑，则阳脉不和；阳脉不和，则气留之；气留之则阳脉盛矣。邪在五脏，则阴脉不和；阴脉不和，则血留之；血留之则阴脉盛矣。阴气太盛则阳气不得相营[5]也，故曰格。阳气太盛，则阴气不得相营也，故曰关。阴阳俱盛不得相营也，故曰关格。关格者，不得尽其命而死矣。

经言气独行于五脏，不营于六腑者，何也？

---

[1] 徐大椿注："发起，言其本之所出。通，言其气之所注。"

[2] 当上关于九窍：《灵枢·脉度》作"常内阅于上七窍"，可据改。阅，经历，有通达的意思。

[3] 徐大椿注："鼻和、目和五项。《经》作肺和、肝和。盖脏气和则七窍应，以见上关之故。若云鼻和目和，则七窍岂能自和？此又与发问之意不相顾矣。"可参。

[4] 滑寿注："五脏，阴也，阴不和则病于内；六腑，阳也，阳不和则病于外。"

[5] 营：运行。

然：夫气之所行也，如水之流，不得息也。故阴脉营于五脏，阳脉营于六腑，如环无端，莫知其纪，终而复始，其不覆溢[6]，人气内温于脏腑，外濡于腠理。

【译文】

问：五脏的气从哪里发起又通向哪里呢？可以明白地讲述一下吗？

答：五脏心肝脾肺肾由内向上汇聚于七窍，这是自然的道理，七窍是五脏的门户。肺与鼻相通，鼻部气血和畅就能闻得气味；肝与目相通，眼睛气血和畅就能见到颜色明暗；脾与口相通，口部气血和畅就可食谷知其味；心与舌相通，舌部气血和畅则能察觉五味；肾与耳相通，耳部气血和畅则能听到声音。

五脏的气血不能够运行通畅，上述七窍也会不通；六腑是阳，阳气不能通畅，病在外，留结成为痈病。血为营，气为卫，营卫调和，气血自然运行顺畅。如果邪气在六腑，也就是在阳位得的病，阳脉不能运行顺畅而使气滞留，气为阳，就形成阳的异常强盛。如果邪气在五脏，就会造成阴血的运行不畅，阴血积留造成阴的异常强盛。阴气过于强盛就使阳气不能进行周流而被阻隔在外，称为格。阳气异常强盛，使

---

[6] 宋代丁德用曰："诸阴不足，阳入乘之，为覆。诸阳不足，阴出乘之，为溢也。"

阴血不能正常出入运行，称为关。阴血与阳气都异常强盛，使血气营卫皆不能正常出入运行，称为关格。关格，是真的要有性命之忧的。

问：《内经》说气只运行于五脏，不运行于六腑，这是为什么呢？

答：卫气像水流一样运行不息，在阴经运行的时候是行于五脏，在阳经运行的时候是运行于六腑，如环无端，不知道从何处开始，营卫和畅没有相乘的灾难，也没有关格的生死攸关。卫气在内温暖脏腑，在外濡养腠理。

【按语】

本难主要论述了五脏与七窍的关系及阴阳气血的生理病理。

本难着重强调了中医的整体观念，虽然五脏在里，七窍在外，但是它们之间是有密切关联的，在外的七窍受到在里的五脏的管辖。

《难经》在本难再次重申了《内经》五脏藏神的理论，以说明其对这一理论的重视。不同的是，《内经》言五脏藏五神，而《难经》说五脏有七神。

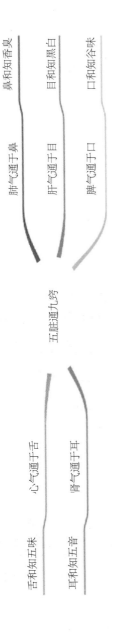

三十七难之五脏通九窍图

鼻和知香臭

肺气通于鼻

目和知黑白

肝气通于目

口和知谷味

脾气通于口

五脏通九窍

心气通于舌

舌和知五味

肾气通于耳

耳和知五音

三十八难

曰：脏唯有五，腑独有六者[1]，何也？

然：所以腑有六者，谓三焦也。有原气之别焉，主持诸气，有名而无形[2]，其经属手少阳。此外腑[3]也，故言腑有六焉。

【译文】

问：脏只有五个，腑为什么有六个呢？

答：之所以有六腑，是其他五腑之外还有一个名叫三焦。三焦是元气的通道，引导一身之气的运行。三焦虽有名称，但不像其他五腑有固定的形状，它连属的经络为手少阳。它是腑中不与五脏相配属的特殊的一个，称为外腑，所以说腑有六个。

---

[1] 五脏六腑应天地，五行为地应五脏，六气为天应六腑。

[2] 滑寿注："古益袁氏曰：所谓三焦者，于膈膜脂膏之内，五脏六腑之隙，水谷流化之关，其气融会于其间；熏蒸膈膜，发达皮肤分肉，运行四旁，曰上中下，各随部分所属而名之，实元气之别使也。是故虽无其形，倚内外之形而得名；虽无其实，合内外之实而为位者也。"

[3] 清代莫熺言，外腑指真经手少阳。外，另外。三焦有名无形，不与五脏相配，是五脏相合之外的一腑，故名外腑。

三十九难

曰：经言腑有五，脏有六者，何也？

然：六腑者，正[1]有五腑也。五脏亦有六脏者，谓肾有两脏也。其左为肾，右为命门。命门者，谓精神之所舍也；男子以藏精，女子以系胞，其气与肾通，故言脏有六也。

腑有五者，何也？

然：五脏各一腑，三焦亦是一腑，然不属于五脏[2]。故言腑有五焉。

【译文】

问：医经说腑有五、脏有六，这是怎么回事呢？

答：六腑中与五脏相合的正腑有五个，三焦为一腑，实际没有实脏相配，也可称五腑。六脏的说法是将两肾分为命门与肾。左为肾，右为命门。命门是神气和精气之所在，也是维系元气生生不已的所在。男子借其藏生殖之精，女子借

---

[1] 正：指与五脏相合的正腑。

[2] 徐大椿注："三焦与心主为表里，但心主为心之宫城，虽其经属手厥阴，实即心之外膜，与心同体，自不得别分为一脏，而三焦则决渎水道，自成一腑，不得以不偶于脏，遂不以腑名之。"

论脏腑

其维系胎胞，命门之气与肾相通，所以说脏有六。

五腑指的是什么呢？

答：五脏各对应一腑，三焦也是一腑，但不和五脏相对应，而是与心包相配，因此说腑有五。

四十难

曰：经言，肝主色，心主臭，脾主味，肺主声，肾主液。鼻者，肺之候，而反知香臭；耳者，肾之候，而反闻声，其意何也？

然：肺者，西方金也，金生于巳，巳者南方火，火者心，心主臭，故令鼻知香臭；肾者，北方水也，水生于申，申者西方金，金者肺，肺主声，故令耳闻声[1]。

【译文】

问：医经说，肝主颜色，心主气味，脾主味道，肺主声音，肾主津液。鼻是肺的窍，反而能闻出香臭；耳朵是肾的窍，反而听见声音。这是为什么呢？

答：肺五行为西方金，金生于十二地支中的巳，巳在方位上属于南方火，火比象于心，而心主气味，所以属肺的鼻窍能感知香臭；肾五行为水，水生于十二支中的申，申在方

---

[1]《难经经释》徐注："此以五行长生之法推之也。木长生于亥，火长生于寅，金长生于巳，水土长生于申，以其相生，故互相为用也。"所谓"五行长生之法"，是五行学说中一般的五行相生之外的另一种相生规律，因其隔四相生，故称"五行长生"。其将十二地支按东南西北顺次排列，并与五行相配，即寅卯属木配东方，巳午属火配南方，申酉属金配西方，亥子属水配北方，丑辰未戌属土配中央。《淮南子·天文训》云："金生于巳，壮于酉，死于丑，三辰皆水也。水生于申，壮于子，死于辰，三辰皆金也。故五胜，生一，壮五，终九。"故曰"金生于巳""水生于申"（干支生旺死绝，详见下表）。

位上属于西方金，金是比象于肺的，而肺主声，所以属肾的耳到声音。

【按语】

本难运用了易经理论来说明人体的生理，用五行长生理论阐释了两个问题：肺开窍于鼻，而肺金生于南方巳火心，故知香臭的功能出于肺窍而来源于心；肾开窍于耳，而肾水生于西方申金肺，故闻音声的功能出于肾窍而源于肺。

本难更为整体地认识脏腑之间的密切关系，全面地辨识头面官窍功能与脏腑的复杂联系，提供了不同于常规的思路。对官窍与脏腑关系的全面把握，可以为临床诊治官窍疾病提供多种思路，拓展治疗方法。如对于嗅觉功能障碍，既可从肺开窍于鼻治肺，也可从心主臭治心，或心肺同治，此即《素问·五脏别论》所说的"心肺有病，而鼻为之不利也"。

干支生旺死绝表												
干	长生	沐浴	冠带	临官	帝旺	衰	病	死	墓	绝	胎	养
五阳干 甲	亥	子	丑	寅	卯	辰	巳	午	未	申	酉	戌
丙	寅	卯	辰	巳	午	未	申	酉	戌	亥	子	丑
戊	寅	卯	辰	巳	午	未	申	酉	戌	亥	子	丑
庚	巳	午	未	申	酉	戌	亥	子	丑	寅	卯	辰
壬	申	酉	戌	亥	子	丑	寅	卯	辰	巳	午	未
五阴干 乙	午	巳	辰	卯	寅	丑	子	亥	戌	酉	申	未
丁	酉	申	未	午	巳	辰	卯	寅	丑	子	亥	戌
己	酉	申	未	午	巳	辰	卯	寅	丑	子	亥	戌
辛	子	亥	戌	酉	申	未	午	巳	辰	卯	寅	丑
癸	卯	寅	丑	子	亥	戌	酉	申	未	午	巳	辰

四十一难

曰：肝独有两叶，以[1]何应也？

然：肝者，东方木也，木者，春也。万物始生，其尚幼小，意无所亲[2]，去太阴尚近，离太阳不远[3]，犹有两心[4]，故有两叶，亦应木叶也。

【译文】

问：肝有两叶，与什么相照应呢？

答：肝主东方木，四季里面对应春季，春季万物开始萌芽生长，还比较幼小，不懂和别物亲近，春季既有冬季的寒意，又有夏季的温暖，像有两个心，所以肝有两叶，也像种子发芽，左右各一。

【按语】

本难主要说明肝有两叶，这与现代解剖认为肝脏属分叶脏器的观点是一致的。

本难以肝分两叶的解剖现象为题，回答则完全脱离了形

---

[1] 以：同"与"。

[2] 亲：亲近。

[3] 太阴，这里指冬季。太阳，这里指夏季。

[4] 两心：两种取向。

态的范畴，而是以草木甲坼之初萌生两叶的自然现象，比类肝有两叶。解剖现象却以非解剖的认识来解读。这里，肝左右分为两叶，是被作为与肝的功能具有同等地位的象来认识的。肝五行属木，木对应春天，春天由于木气主时而万物开始生发，强调肝左右分叶正是要强调肝气与春气相通，在表现上与春气一致。在此，肝气的运动才是肝功能活动的内在结构和机制，是"藏象"之"藏"，而肝的形态只不过是肝气运动中诸多表现形式中的一种，是"象"。

四十二难

曰：人肠胃长短，受水谷多少，各几何？

然：胃大[1]一尺五寸[2]，径[3]五寸，长二尺六寸，横屈[4]，受水谷三斗五升[5]，其中常留谷二斗，水一斗五升。小肠大二寸半，径八分、分之少半[6]，长三丈二尺，受谷二斗四升，水六升三合、合之大半[7]。回肠大四寸，径一寸半，长二丈一尺，受谷一斗，水七升半。广肠大八寸，径二寸半，长二尺八寸，受谷九升三合、八分合之一。故肠胃凡长五丈八尺四寸，合受水谷八斗七升六合、八分合之一。此肠胃长短，受水谷之数也。

肝重二斤[8]四两，左三叶，右四叶，凡七叶，主藏魂。心重十二两，中有七孔三毛[9]，盛精汁三合，主藏神。

---

[1] 大：指胃的外周长。

[2] 尺、寸：古代长度单位。依周制，一尺合现在23.1厘米，一尺十寸，十尺一丈。

[3] 径：直径。

[4] 横屈：横位弯曲。

[5] 升、斗：古代容积单位，参考汉制，一斗2000毫升，一斗十升，一升十合。

[6] 少半：约等于三分之一。

[7] 大半：约等于三分之二。

[8] 二：《难经集注》作"四"，应据改。斤：这里指古代计量标准，与今不同。

[9] 七孔三毛：张寿颐引《列子》中语"心之七孔，本是古人习惯之常语"，三毛，指乳头肌与瓣膜之间的腱索。

脾重二斤三两，扁广三寸，长五寸，有散膏[10]半斤，主裹血，温五脏，主藏意。肺重三斤三两，六叶两耳，凡八叶，主藏魄。肾有两枚，重一斤一两，主藏志。

胆在肝之短叶间，重三两三铢，盛精汁三合。胃重二斤一（二）两，纡曲屈伸，长二尺六寸，大一尺五寸，径五寸，盛谷二斗，水一斗五升。小肠重二斤十四两，长三丈二尺，广二寸半，径八分、分之少半，左回叠积十六曲，盛谷二斗四升，水六升三合、合之大半。大肠重二斤十二两，长二丈一尺，广四寸，径一寸，当脐右回十六曲，盛谷一斗，水七升半。膀胱重九两二铢，纵广九寸，盛溺九升九合。

口广二寸半，唇至齿长九分，齿以后至会厌，深三寸半，大容五合。舌重十两，长七寸，广二寸半。咽门重（十）十二两，广二寸半，至胃长一尺六寸。喉咙重十二两，广二寸，长一尺二寸，九节。肛门重十二两，大八寸，径二寸大半，长二尺八寸，受谷九升三合、八分合之一。

【译文】

问：人的胃肠的大小是多少？能容纳多少水谷呢？

---

[10] 散膏：张寿颐认为即胰腺组织。

答：胃的周长是一尺五寸，直径是五寸，长二尺六寸，盘曲在腹中，可以容纳谷物粮食两斗，水一斗五升。小肠周长两寸半，直径是八又三分之一分，长三丈二尺，可以容纳谷物粮食二斗四升，水六升三又三分之二合。大肠周长四寸，直径一寸半，长二丈一尺，可以容纳谷物粮食一斗，水七升半。大肠的末段（相当于现代解剖学的乙状结肠与直肠）周长八寸，直径二寸半，长二尺八寸，可以容纳谷物粮食九升三又八分之一合。所以肠胃一共长五丈八尺四寸，可以容纳水液和粮食谷物八斗七升六又八分之一合。这就是胃肠的大小，以及可以容纳的水谷数。

肝重四斤四两，左侧三叶，右侧四叶，一共七叶，主藏魂。心重十二两，共有七个孔、三组窗页（可能为现代医学中所说的二尖瓣、三尖瓣、主动脉瓣），可以容纳精汁三合，主藏神。脾重二斤三两，是一个扁平的形状，宽三寸，长五寸，上面附着胰腺组织，重半斤，主裹束血液，不使其逸出脉外，能够濡养五脏，主藏意。肺重三斤三两，有六个叶和两个像耳朵一样的旁出，一共八叶，主藏魄。肾有两个，重一斤一两，主藏志。

胆在肝的短叶之间，重三两三铢，容纳精汁三合。胃重二斤二两，把胃弯曲处伸直后长二尺六寸，周长一尺五寸，直径五寸，可以容纳谷物粮食二斗，水一斗五升。小肠重二斤十四两，周长三丈二尺，宽二寸半，直径八又三分之一分，向左旋转重叠相积，共有十六个弯曲，可以容纳谷物粮食二斗四升，水六升三又三分之二合。大肠重二斤十二两，周长二丈一尺，宽四寸，直径一寸，向右旋转重叠相积，共有十六个弯曲，可以容纳谷物粮食一斗，水七升半。膀胱重九两二铢，纵向宽九寸，可以容纳尿液九升九合。

口宽二寸半，嘴唇到牙齿长九分，牙齿至会厌，深三寸半，大概可以容纳五合食物。舌头重十两，长七寸，宽二寸半。咽重十二两，宽二寸半，从咽到胃长一尺六寸。喉咙重十二两，宽二寸，长一尺二寸，共有九节软骨。肛门重十二两，周长八寸，直径二寸三分之二，长二尺八寸，可以容纳水谷糟粕九升三又八分之一合。

【按语】

本难主要论述了脏腑的生理解剖及功能。这里对五脏的描述弥补了《内经》的不足，说明中医是有大体解剖学基础的。

本难认识到肝脏形态的分叶特点，对心脏的重量、结构、心腔的血容量做了比较细致的描述。对照现代解剖学，其中"七孔"是指上腔静脉口、下腔静脉口、主动脉口、肺动脉口、肺静脉口、左房室口、右房室口等心脏腔室的构造，"三毛"指乳头肌与瓣膜之间的腱索。指明了脾脏宽与长的比例是3：5，这与今日解剖所见也基本符合。"散膏"一般认为指胰腺，胰有一部分和胃相连，这与《素问·太阴阳明论》"脾与胃以膜相连"的描述相符。可见五脏中的脾，实际上包括西医学中的脾和胰两个脏器。

　　同时本难还记载了肺脏的重量，并指明肺脏是分叶器官，明确了肾为成对器官。记述了胆囊的解剖位置及其与肝脏的位置关系，以及重量和容量，并指出胆囊中贮藏着精纯、清净的胆汁。记述了胃腑的重量，以及胃腑的形态、长度。其中形态、长度与《灵枢·肠胃》的描述是一致的。记述了小肠的长度、大小、形态和容量。内容基本与《灵枢·肠胃》相同，但本难补充了小肠重量。记述了大肠的重量、长度、大小、形状和容量。记述了膀胱的重量、大小和容量，指明膀胱是贮存尿液的器官。对口腔、舌头、咽门、喉咙、肛门等器官做了解剖测量。与《内经》相关内容比较，《难经》补充了喉咙重量和长宽的资料，并首次提出其由九节软骨构成，另外还补充了对肛门的重量记载。

四十三难

曰：人不食饮，七日而死者，何也？

然：人胃中当留谷二斗，水一斗五升。故平人日再至圊[1]，一行二升半，日中[2]五升，七日五七三斗五升，而水谷尽矣。故平人不食饮七日而死者，水谷津液俱尽，即死矣。

【译文】

问：人不进饮食，七天就死了，这是为什么呢？

答：人的生命是基于饮食水谷，化生气血津液养神才能延续的。如果停止饮食，胃中留存的水液饮食共三斗五升，平常人每天去两次厕所，一次排出两升半，一天共五升，七天共三斗五升。至此，胃中容纳的水液谷物全部排出。因此，健康人七天饮食不进而死亡，是因为水谷津液都已尽竭，没有了气血生化的基础，人就会死了。

---

[1] 圊：厕所。再至：人一日两次如厕。

[2]《灵枢·平人绝谷》篇"日中"前有"一"字。

四十四难

曰：七冲门何在？

然：唇为飞门[1]，齿为户门[2]，会厌为吸门[3]，胃为贲门[4]，太仓下口为幽门[5]，大肠小肠会为阑门[6]，下极为魄门[7]，故曰七冲门[8]也。

【译文】

问：七冲门都在什么地方呢？

答：双唇似门扇一样，开合运动使食物进入，称为飞门；牙齿上静下动推动出入，称为户门；喉间气管上能开阖的会厌可以在食物通过食管、气管交叉口的时候关闭气管口，防止食物进入气管，称为吸门；食物向下奔涌入胃，胃上口称为贲门；胃有容纳谷物的作用，称为太仓，也称为大仓；食

---

[1] 飞：通"扉"，门扇。口唇开合如门扇开闭。
[2] 户：单扇门。齿上静下动，如单扇门。
[3] 厌：通"掩"。当食物进入时会遮掩住气道。
[4] 贲：与"奔"同，食物奔向胃中。
[5] 太仓：太，即大。太仓是胃之别称。幽：《康熙字典》《玉篇》释义为"深远"。此句意指食水谷过幽门不再复出，幽远不可回还。
[6] 阑：遮阑。此门以泌别清浊。
[7] 魄：肺之神，大肠为肺之腑，故称魄门。
[8] 冲：要道。七冲门，指消化道中七个关口要道。

物通过了胃的下口，就将进入幽深的小肠之中，因此胃下口称为幽门；食物自此门进入小肠通向大肠小肠的交会之处——阑门，在阑门处分清别浊，固态糟粕入大肠出肛门，肛门为传导的终极点，所以下极称为魄门。这就是所讲的七冲门，消化道中七个关口要道。

【按语】

本难最先系统提出了"七冲门"的概念——人体消化道中的七道门户，称为七冲。七冲门是人体整个消化道的重要门户，在解剖及生理、病理上有特殊意义。如《素问·脉要精微论》言"仓廪不藏者，是门户不要也"，即指门户功能失常，不能约束消化道而导致的病变。七冲门中如会厌、贲门、幽门等名称已经被现代解剖学所沿用。

本难还从侧面证实了古代中医有大体解剖学的基础。

四十五难

曰：经言八会[1]者，何也？

然：腑会太仓[2]，脏会季肋[3]，筋会阳陵泉[4]，髓会绝骨[5]，血会鬲俞[6]，骨会大杼[7]，脉会太渊[8]，气会三焦外一筋直两乳内也[9]。热病在内者，取其会之气穴也。

【译文】

问：医经中说人脏、腑、筋、骨、髓、血、脉、气各有精气会聚的地方，是哪里呢？

---

[1] 八会：指人脏、腑、筋、骨、髓、血、脉、气八者会聚的地方。

[2] 太仓：本系胃的别名，此指穴名，即中脘，属任脉。滑寿注："太仓，一名中脘，在脐上四寸，六腑取禀于胃，故为腑会。"

[3] 季肋：本系软肋部的统称，此指章门穴。滑寿注："季肋，章门穴也，在大横外直脐季肋端，为脾之募，五脏取禀于脾，故为脏会。"

[4] 滑寿注："足少阳之筋，结于膝外廉，阳陵泉也，在膝下一寸外廉陷中；又胆与肝为配，肝者筋之合，故为筋会。"

[5] 绝骨：即悬钟穴，因可治髓热证，故为髓会。

[6] 鬲俞：第七椎下旁开一寸半，属足太阳经穴，能治诸血证。

[7] 大杼：第一椎下旁开一寸半，属足太阳经穴。张世贤注："诸骨自此擎架，往下支生，故骨会于大杼也。"

[8] 太渊：在腕横纹上桡动脉外侧，寸口诊脉处。《素问·经脉别论》："肺朝百脉。"一难中有"寸口者，脉之大会，手太阴之脉动也"，故脉会太渊。

[9] "外一筋直两乳内也"，《史记正义》引无此八字，疑是后人旁注，当删。丹波元胤注："三焦直指上焦而言，若《内经》专下焦为三焦"，此外，三焦指膻中穴而言。盖膻中为气海，故气会膻中（三焦）。

答：六腑的气都禀受胃气，胃别名又称太仓，太仓在这里特指中脘穴，所以中脘穴也为六腑会聚的穴位；章门穴在季胁部，是脾的募穴，五脏气血皆来自脾的运化，所以五脏会聚的穴位是章门；阳陵泉虽在足少阳经上，但胆与肝相为表里，肝主筋，所以是筋会聚的穴位；绝骨又名阳辅，是足少阴经穴，辅助阳气，骨髓是肾精化生的，五行属水，获得子胆阳气相助相通脑中，也称髓海，所以为髓会聚的穴位；膈俞是膀胱经穴位，位于心俞之下、肝俞之上，心主血脉，肝主血藏，所以是血会聚的穴位；大杼穴在第一胸椎下旁开一寸半，骨骼从这里开始构架，支撑身体，所以称为骨会聚的穴位；太渊在腕横纹上桡动脉外侧，也是寸口诊脉处，所以说它是脉会聚的穴位。三焦外指的是膻中穴，为气会聚的穴位。如果内有热性疾病，在外部治疗，可以取以上所说的八个穴位。

【按语】

八会穴，是指脏、腑、气、血、筋、脉、骨、髓八种精气会聚处的总称。《内经》中没有记载，为《难经》本难最先提出。后世八会穴的运用也是从《难经》开始的。八会穴理论在现代的应用包括：①主治热病，八会穴是脏、腑、气、血、筋、脉、骨、髓八种精气输注会聚之处，若邪壅精气不得流通而生热者，可取八穴治疗，因此八会穴具有祛邪清热的功效，是治疗内热病证的要穴。②主治脏腑筋脉气血骨髓病证，因为八会穴是人体脏、腑、筋、脉、气、血、骨、髓八者精气会聚之处，所以还可以用于治疗上述八者的病证。③八会穴的配伍应用，"八会"所指的人体脏、腑、筋、脉、气、血、骨、髓这八个方面，涵盖了人体基本的脏腑组织和生命活动的生理物质，因此，取相关八会穴以激发人体精气的活动，能整体调节神经、循环、内分泌、免疫等各个系统功能，从而达到在整体水平上调节人体机能的目的。

四十五难之经言八会图

四十六难

曰：老人卧而不寐，少壮寐而不寤者，何也？

然：经言少壮者，血气盛，肌肉滑，气道通[1]，营卫之行不失于常，故昼日精[2]，夜不寤也。老人血气衰，肌肉不滑，营卫之道涩，故昼日不能精，夜不得寐也。故知老人不得寐也。

【译文】

问：老年人躺下不易入睡，年轻人入眠了不容易醒，这是为什么呢？

答：医经说年轻人气血充足，肌肉荣润，运行气血的通道也很通畅，气血运行很有规律，所以白天很精神，夜里睡得很香甜。老年人气血衰弱，肌肉也不荣润，气血运行的通道也涩滞不通，所以白天没有精神，夜里也不容易入睡。据此可知老年人夜间不能睡眠的原因了。

---

[1] 通：《甲乙》作"利"。
[2] 精：清爽，精神饱满的意思。

四十七难

曰：人面独能耐寒者，何也？

然：人头者，诸阳[1]之会也。诸阴脉[2]皆至颈、胸中而还，独诸阳脉皆上至头耳，故令面耐寒也。

【译文】

问：为什么人的头面比身体的其他地方更耐寒呢？

答：人有十二正经，分为手三阴手三阳，足三阴足三阳，人的头部是手足各阳经会聚之处。手三阴经从胸走手，足三阴经从足走颈、胸，三阴经分别经过手足，阴不胜寒，所以人手脚不耐寒。手三阳经从手走头，足三阳经从头到足，手足三阳经都经过头部，阳能胜寒，所以人面部耐寒。

---

[1] 诸阳：指手足三阳经脉。
[2] 诸阴脉：指手足三阴经脉。

四十八难

曰：人有三虚三实，何谓也？

然：有脉之虚实，有病之虚实，有诊[1]之虚实也。脉之虚实者，濡者为虚，牢[2]者为实。病之虚实者，出者为虚，入者为实[3]；言者为虚，不言者为实；缓者为虚，急者为实。诊之虚实者，痒者为虚，痛者为实；外痛内快，为外实内虚；内痛外快，为内实外虚。故曰虚实也。

【译文】

问：人有三虚三实，指的是什么？

答：虚实的分辨在中医里是非常重要的，真气夺则虚，邪气盛则实。三虚三实指脉有虚实，病有虚实，证有虚实。关于脉的虚实，摸到软脉，是有不足，为虚；如摸到紧绷有力，或沉实有力，牢守不动的脉象，都是邪盛，为实。关于

---

[1] 诊：指症状，与体征相对，主要指病人的自我感觉。

[2] 濡：通"软"。牢：清代莫熺《难经直解》："紧牢者为实。牢沉而有力，牢守其位。"

[3] 出者为虚，入者为实：出者，精气外耗，如汗吐下之类的；入者，外邪侵入，邪气内结。

病的虚实，自内向外出的为虚，由外向内入的为实；五脏生病能说话言语的为虚，若紧咬牙关不能言语的为实；病势不急，发病缓慢的为虚，发病急，来势猛的为实。关于症状的虚实，用触诊的方法按到患处，只有痒感的为虚，疼痛拒按为实，外面疼痛而内里觉得舒畅是外实内虚，内里疼痛而外面觉得舒畅是内实外虚。这就是虚和实的鉴别。

【按语】

　　本难主要强调了中医辨证辨别虚实的重要性，只有辨清了疾病的虚实，才能给予正确的治疗。疾病的虚实情况可以体现在症状、体征、脉象三个方面，在疾病的诊断过程中，应综合考虑这三个方面。

四十九难

曰：有正经自病[1]，有五邪所伤，何以别之？

然：忧愁思虑则伤心；形寒饮冷则伤肺；恚怒气逆，上而不下则伤肝；饮食劳倦则伤脾；久坐湿地，强力入水则伤肾。是正经之自病也[2]。

何谓五邪？

然：有中风，有伤暑，有饮食劳倦[3]，有伤寒，有中湿。此之谓五邪。

假令心病，何以知中风得之？

---

[1] 正经自病：这里的"正经"，类似于现代意义上的经别，即经脉的"内行线"，指经脉向内连通五脏的经络以及五脏之间彼此相连的经络。举例说明"正经自病"，如"形寒饮冷则伤肺"，受寒和食用了寒凉的食物并不是真的损伤到了肺脏，而是伤到了与肺相连通的经络，因为脏本身不能受邪，如《内经·痹论篇第四十三》中说"痹之客五脏者"（心痹、肝痹、脾痹、肺痹、肾痹），又说"痹……其入脏者死"，看起来似乎前后矛盾，但实际上这里的"五脏痹"与"正经自病"同义，虽然以"五脏""正经"命名，但实际上受到损伤的并非是五脏本身，而是与五脏相连通的经络。

[2] 病邪侵袭人体，分为"正经自病"和"五邪所伤"两种，其中，"正经自病"的病因多为复合型的，比如"形寒饮冷"，一方面是感受了外界寒气，一方面是摄入了寒凉的饮食，两者相合，形成病因，容易伤及与肺脏连通的经络；"恚怒气逆"一方面包含了平时愤愤不平的郁怒，一方面包含了大怒，两者相合，形成病因，容易伤及与肝脏连通的经络。"久坐湿地，强力入水则伤肾"，这里说到"湿伤肾"，与通常所说的"湿困脾"不同，因此有医家认为此处为误写。其实不然，《难经》里面有"湿伤肾，寒伤肺"的说法，这里的"寒"指的是天气寒冷，为"天邪"，因此易伤五脏中位置最上的肺；这里的"湿"指的是久坐湿地，为"地邪"，因此易伤五脏中位置最低的肾。强力：举重引弓弩，勉强为之，或交合过度勉强再行。

然：其色当赤。何以言之？肝主色，自入为青，入心为赤，入脾为黄，入肺为白，入肾为黑。肝为心邪，故知当赤色。其病身热，胁下满痛，其脉浮大而弦[4]。

何以知伤暑得之？

然：当恶臭[5]。何以言之？心主臭，自入为焦臭，入脾为香臭，入肝为臊臭，入肾为腐臭，入肺为腥臭。故知心病伤暑得之，当恶臭。其病身热而烦，心痛，其脉浮大而散[6]。

何以知饮食劳倦得之？

然：当喜苦味也。虚为不欲食，实为欲食[7]。何以言之？脾主味，入肝为酸，入心为苦，入肺为辛，入肾为咸，自入为甘。故知脾邪入心，为喜苦味也。其病身热而体重嗜卧，四肢不收，其脉浮大而缓。

何以知伤寒得之？

[3] 有饮食劳倦：在"正经自病"中提到"饮食劳倦则伤脾"，而后文的"五邪所伤"中，伤脾的又为"饮食劳倦"，这里看上去像是不合情理，但实际上却是各有侧重，"饮食劳倦"作为一个"偏义复词"，在正经自病中偏重的是"劳倦"对疾病发生的影响，而在五邪所伤中，偏重的则是"饮食"对疾病发生的影响。前代医家虞庶曰："正经自病，亦言饮食劳倦伤脾，今五邪亦言饮食劳倦。正经病，谓正经虚，又伤饮食；五邪病，谓饮食伤于脾而致病也。"正是此意。

[4] 其病身热，胁下满痛，其脉浮大而弦：身热、脉浮大，心病脉症；胁下满痛、脉弦，肝病脉症。风邪伤心，或肝病传入心，或心肝同时发病，故既有心病脉症，又有肝病脉症。下文所述脉症，义仿此。

[5] 臭：孙鼎宜注："臭，当作焦，字误。"《难经古义》作"焦臭"可从。

[6] 浮大而散：徐大椿注："浮大，心之本脉；散，则浮大而空虚无神，心之病脉。"

然：当谵言妄语[8]。何以言之？肺主声，入肝为呼，入心为言，入脾为歌，入肾为呻，自入为哭。故知肺邪入心，为谵言妄语也。其病身热，洒洒恶寒，甚则喘咳，其脉浮大而涩。

何以知中湿得之？

然：当喜汗出不可止。何以言之？肾主湿，入肝为泣，入心为汗，入脾为涎，入肺为涕，自入为唾。故知肾邪入心，为汗出不可止也。其病身热而小腹痛，足胫寒而逆。其脉沉濡而大。

此五邪之法也。

【译文】

问：病有和五脏关系密切的经络的疾病，也有五邪外感而产生的疾病，应当怎么分辨呢？

答：医经说忧愁思虑过度耗伤心神；人身体表受寒，摄入冷水寒食，会损伤肺；持续不断的愤愤不平，再遇大怒会使气上逆不能向下通畅，会损伤肝；饮食美味不知节制，超出脾的运化能力，会损伤脾，脾主肌肉四肢，过度劳倦身体四肢，也会损伤脾；在潮湿的地面上久坐、强力劳作、房劳

---

[7]滑寿："'虚为不欲食，实为欲食'二句，于上下文无所发，疑错简衍文。"可从。

[8]谵：神智错乱，语无伦次。妄：胡乱。

过度，使肾精亏竭、汗出入水等都会损伤肾。这些都属于五脏所在经络以及连通五脏的经络（和五脏关系密切的经络）发生的疾病。

问：什么是五邪呢？

答：指的是来自于外界的五种邪气伤人：风邪伤肝，暑邪伤心，饮食劳倦伤脾，寒邪伤肺，湿邪伤肾。

问：假设心得病了，怎么知道是感受了风邪而得的呢？

答：面色应当是红色。为什么呢？肝主五色的变化，五色入肝是青，入心显赤，入脾显黄，入肺显白，入肾显黑。肝主巽风，风邪侵心，颜色应当红赤。病症表现为身上热，两胁下满胀疼痛，脉象方面，心脉浮大而兼有肝脉的弦象。

问：怎么能知道心病是感受了暑邪而得的呢？

答：应当厌恶闻到焦臭味。为什么呢？心为火，主气味，入心是焦味，入脾为香味，入肝为臊味，入肾为腐味，入肺为腥味。由此可知，感受了暑邪而得的心病应当厌恶闻到焦的气味。症状表现为身热心烦，心痛，脉浮大而散。

问：怎么能知道心病是由于饮食劳倦引起的呢？

答：应当喜欢苦味的食物。为什么这么说呢？因为脾主味，五味入肝为酸味，入心为苦味，入肺为辛味，入肾为咸味，入脾为甜味。所以知道饮食不节、过度劳倦引起的心病，会喜欢苦味。症状表现为身热，身体困重，愿躺卧而四肢不愿动弹，脉浮大而缓。

问：怎么能知道心病是由于感受寒邪引起的呢？

答：应当会出现神志错乱，胡言乱语的情况。为什么这么说呢？因为肺为金，如钟出五声。五声入肝为呼喊，入心为言语，入脾为歌唱，入肾为呻吟，入肺为哭泣。肺主悲，所以由于寒邪损伤引起的心病会出现神志错乱、胡言乱语的情况。症状表现为身热、恶寒，甚至喘咳，脉浮大而涩。

问：怎样知道心病是由于肾水泛滥引起的呢？

答：应当会汗出不止。为什么这么说呢？这是因为肾主五液，五液入肝变成泣泪，入心与火蒸，变化成汗，入脾湿多，溢为涎水，入肺金水多，出鼻窍为鼻涕，入肾循经上舌化成唾液。所以由于肾水泛滥引起的心病，会因为水火蒸腾而汗出不止。症状表现为身热（心火因为想要抵抗寒水之邪而更加振奋）、小腹痛（肾寒水湿在下）、小腿凉，脉沉濡而大。

以上是五邪引起心病的辨别方法。

【按语】

本难主要论述了五脏正经自病和五邪所伤。《内经》无"正经自病"之说，而有"正经"一词。但《内经》的"正经"，一是指与奇经八脉相对的十二经脉，二是指十二经别，又称"别行之正经"，均与病因无关。《难经》的"正经自病"为病因学新说，"五脏病"所指的并非是五脏的疾病，而是连通五脏的经络发生的疾病（举例：中医学中的许多病症都喜欢以"五脏命名"，如"痹症"中的"五脏痹"，但实际上所指的并不是疾病已经侵犯到了五脏，因为"痹入五脏则死"，而是病邪侵犯到了与五脏关系密切的经络），这些经络的病症，在本难中称为"正经自病"。

本难首先对病因视其伤害部位分为两大类，若所伤害的部位在内，与五脏经络相对应的为"正经自病"；所伤害的部位在外，则为"五邪所伤"。

《内经》中将病因分为三大类——内因（饮食起居）、外因（外感六邪）、不分内外因（复合型病因）。复合型病因（如本难中的"忧愁思虑""形寒饮冷""恚怒气逆""饮食劳倦""强力入水"）会导致五脏所在经络以及连通五脏的经络（和五脏关系密切的经络）发生疾病。

"五邪所伤"，一般多从六淫而论，强调天时运转、气候异常，提示人们应因时制宜，并在此基础上强调病因的五行特性及其与五脏的对应关系。《难经》此论，不仅注意天时运转、气候变化，同时强调对人体的伤害及人体的病理反应，充分体现了"天人合一"的观念。

本难以心为例，从五脏所主，以及所应五色、五臭、五味、五声、五液、五脉等方面，分析五邪所伤的临床证候一般规律，体现了《难经》《内经》以五脏为主体内外统一的藏象学说在病因学中的应用，对临床辨证有一定的指导作用。

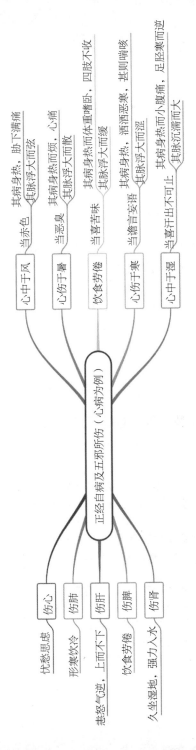

四十九难之正经自病与五邪所伤图

论
病

五十难

曰：病有虚邪，有实邪，有贼邪，有微邪，有正邪，何以别之？

然：从后来者为虚邪，从前来者为实邪[1]，从所不胜[2]来者为贼邪，从所胜来者为微邪，自病为正邪。何以言之？假令心病，中风得之为虚邪，伤暑得之为正邪，饮食劳倦得之为实邪，伤寒得之为微邪，中湿得之为贼邪[3]。

【译文】

问：病邪有虚、实、贼、微、正的不同，应如何区分呢？

答：这里用的是五行生克的原理，来自"生我"一行的

---

[1] 从后来者为虚邪，从前来者为实邪："后"与下文的"前"是按五行相生而言。木火土金水，以火而言，土未到为前方，木已过为后方。叶霖注："病有虚邪者，如心脏属火，其病邪从肝传来，木生火，则木位居火之后，是生我者，邪挟生气而来，虽进而易退，故曰从后来者虚邪也。病有实邪者，如心属火，其病邪从脾土传来，火生土，则土传居火之前，是受我之气者，其力方旺，还而相克，其势必盛，故从前来者为实邪也。"

[2] 从所不胜："胜"与"不胜"是按五行相克而言。胜者为克，不胜者为被克。

[3] 贼邪：叶霖注："病有贼邪者，如心属火，其病邪从肾水传来，水克火，心受克而不能胜，脏气本已相制，而邪气挟其力而来，残削必甚，故曰从所不胜来者贼邪也。病有微邪者，如心属火，其邪从肺金传来，火克金，金受克而火能胜，脏气既受制于我，则邪气亦不能深入，故曰从所胜来者，微邪也。""正邪者，如心脏止有自感之邪，而无他脏干克之邪者是也。"

为虚邪，来自"我生"一行的为实邪，来自"克我"一行的为贼邪，来自"我克"一行的为微邪，来自自身一行的为正邪。这是什么意思呢？以心病为例，如果是因为风邪侵犯而病（木生火），称为虚邪；如果是因为饮食劳倦而病（火生土），称为实邪；如果是因为暑邪侵犯而病（火），称为正邪；如果是因为寒邪侵犯而病（火克金），称为微邪；如果是因为湿邪侵犯而病（水克火），称为贼邪。

【按语】

本难从病邪的来路，结合病邪与五脏病位的关系，以五行生克乘侮理论而论述病邪伤脏，从而说明邪气性质、发病轻重，并推测疾病预后，如此以五行为纲，以虚邪、实邪、贼邪、正邪、微邪为名，形成了自成体系的病因学说。此学说用于诊断，有助于把握邪气致病的特点、病证性质与预后，也能指导制定治法。

《内经》论邪气，虽然也有虚邪、实邪、贼邪、微邪、正邪之称，但其含义多是泛指，无五行的内涵。

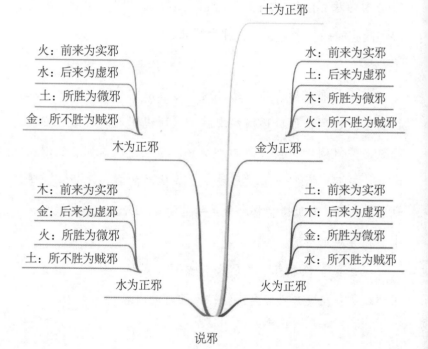

金：前来为实邪
火：后来为虚邪
水：所胜为微邪
木：所不胜为贼邪

土为正邪

火：前来为实邪
水：后来为虚邪
土：所胜为微邪
金：所不胜为贼邪

木为正邪

水：前来为实邪
土：后来为虚邪
木：所胜为微邪
火：所不胜为贼邪

金为正邪

木：前来为实邪
金：后来为虚邪
火：所胜为微邪
土：所不胜为贼邪

水为正邪

土：前来为实邪
木：后来为虚邪
金：所胜为微邪
水：所不胜为贼邪

火为正邪

说邪

五十难说邪图

五十一难

曰：病有欲得温者，有欲得寒者，有欲得见人者，有不欲得见人者，而各不同，病在何脏腑也？

然：病欲得寒而欲见人者，病在腑也；病欲得温而不欲见人者，病在脏也。何以言之？腑者，阳也，阳病欲得寒，又欲见人[1]；脏者，阴也，阴病欲得温，又欲闭户独处，恶闻人声[2]。故以别知脏腑之病也。

【译文】

问：人得病有的喜欢接触温暖的东西，有的喜欢接触寒凉的东西，有的乐意见人，有的不乐意见人，表现各不相同，这是病在脏还是病在腑呢？

答：病人愿意接触寒凉的东西，又愿意见人的，这是病在腑；喜欢接触温暖的东西，又不想见人的，病在脏。为什么这么说呢？腑为阳，阳病作热，所以喜欢寒凉，阳主动，所以乐意见人；脏属阴，阴病多阳不足，所以喜欢温热，阴

---

[1]滑寿注："纪氏曰：腑为阳，阳病则热有余而寒不足，故饮食、衣服、居处，皆欲就寒也。阳主动而应乎外，故欲得见人。"
[2]滑寿注："纪氏曰：……脏为阴，阴病则寒有余而热不足，故饮食、衣服、居处皆欲就温也。阴主静而应乎内，故欲闭户独处，而恶闻人声也。"

主静，所以闭户独处，厌恶听见人声。这就是区别病在脏还是病在腑的方法。

【按语】

本难强调了在辨病机时，应从患者喜恶等症状，分辨病在脏还是在腑。

从病患日常生活中的喜恶辨病证性质，不仅体现了中医诊断"从容人事"的天地人系统诊察原则，更突出了《难经》病机论的特点。《灵枢·师传》中就有"临病人问所便"的说法，病人的性情是生命活动中高层次生理情况的一个反映，病人的喜恶，则是脏腑活动需求的反映。通过从患者喜恶等症状辨病在脏、在腑，对明确病机有着重要的意义。

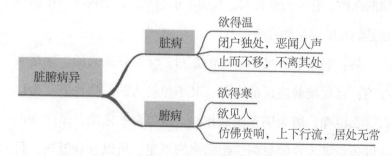

五十一、五十二难之脏腑病互异图

五十二难

曰：脏腑发病，根本[1] 等[2] 不？

然：不等也。

其不等奈何？

然：脏病者，止而不移，其病不离其处；腑病者，仿佛贲响[3]，上下行流，居处无常。故以此知脏腑根本不同也。

【译文】

问：脏病与腑病，病证的根源相同吗？

答：不相同。

问：为什么呢？

答：脏病，表现为病位固定不移；腑病，表现为病位不固定，上下游走，有气流奔走的响声。由此可以判断，脏病和腑病病证的根源是不同的。

---

[1] 根本：指病证的根源。徐大椿注："此指有形质之病，如癥瘕之类，故曰根本。"
[2] 等：相同。
[3] 贲响：有气攻而鸣响，形容腹部响声很大。"贲"，同"奔"。

五十三难

曰：经言七传[1]者死，间脏者生，何谓也？

然：七传者，传其所胜也。间脏者，传其子也。何以言之？假令心病传肺，肺传肝，肝传脾，脾传肾，肾传心，一脏不再伤，故言七传者死也。间脏者，传其所生也。假令心病传脾，脾传肺，肺传肾，肾传肝，肝传心，是子母相传，竟[2]而复始，如环无端，故曰生也。

【译文】

问：医经中说按照相克次序向"所胜"之脏的传变，预后不好，按照相生次序向"子"脏的传变，预后好，这是指什么呢？

答：举例说明一下按照相克次序向"所胜"之脏的传变以及按照相生次序向子脏的传变。假使属火的心脏有病，传变到属金的肺脏（火克金），再由肺脏传变到属木的肝脏（金

---

[1] 七传：从本脏受病起（此时已牵涉两个脏器），按照五行相克次序相传，本脏二次受病，是七个节点，滑寿引纪氏云："自心而始，以次相传，至肺之再，是七传也。"又，吕广云："七，当为次字之误也。此下有间字，即知上当为次。"按《素问·标本病传论》："诸病以次相传，如是者，皆有死期……"次传，是以次传其所胜。

[2] 竟：终也。

克木），由肝脏传变到属土的脾脏（木克土），由脾脏传变到属水的肾脏（土克水），由肾脏传变到属火的心脏（水克火），接着仍由属火的心脏传变到属金的肺脏，共七个节点，形成了一个不断相克的恶性循环，人体的生气被一再削弱，因此预后不良。再比如，假使属火的心脏有病，传变到属土的脾脏（火生土），由脾脏传变到属金的肺脏（土生金），由肺脏传变到属水的肾脏（金生水），由肾脏传变到属木的肝脏（水生木），由肝脏传变到属火的心脏（木生火），这就是按母子相生的关系依次传变的，最后仍返回到开始相传的一脏，周而复始，连续着像圆环一样没有止端，所以说这样的传变预后多属良好。

【按语】

本难主要论述了疾病传变的方式和预后。疾病传变有着两种不同的趋势，对判断疾病的预后有指导意义。

《难经》继承了《内经》的精神，并且有所发扬，特别是对五脏之间疾病传变以及其预后机理的阐发。五脏疾病之间传变不外乎生克乘侮的关系，《素问·玉机真脏论》中说："五脏受气于其所生（我生之脏），传之于其所胜，气舍于其所生，死于其所不胜……肝受气于心，传之于脾，气舍于肾，至肺而死。"《难经》则明确了两种依次传变的方式——七传和间脏。

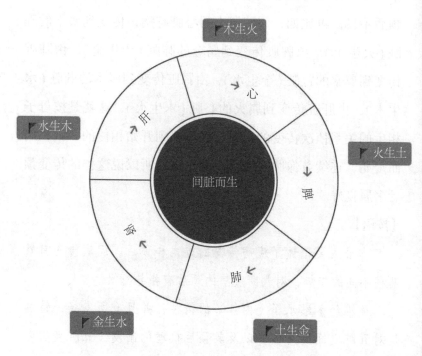

五十三难之间脏图

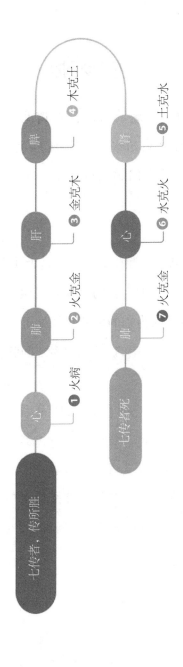

五十三难之七传图

五十四难

曰：脏病难治，腑病易治，何谓也？

然：脏病所以难治者，传其所胜也；腑病易治者，传其子也。与七传、间脏同法也。

【译文】

问：脏生病难治，腑生病易治，是为什么呢？

答：脏病难治是因为它的传变是按照五行相克的顺序发展的，腑病易治是因为它的传变是按照五行相生的顺序发展的，这个道理和上一难中的"七传者死，间脏者生"是一样的。

【按语】

脏病难治是因为，脏为阴，在内，病深；腑病易治是因为，腑为阳，病在外，易出。然而脏病有传其所胜者，也有传其所生者，腑病亦然，也有阴病出阳者。因此本难有巩固上文之理，主要论述了脏病腑病治疗难易的道理：脏病传变多为"七传"，难治；腑病传变多为"间脏"，易治。

五十五难

曰：病有积有聚，何以别之？

然：积者，阴气[1]也；聚者，阳气[2]也。故阴沉而伏，阳浮而动。气之所积名曰积；气之所聚名曰聚。故积者，五脏所生；聚者，六腑所成也。积者，阴气也，其始发有常处，其痛不离其部，上下有所终始，左右有所穷处；聚者，阳气也，其始发无根本，上下无所留止，其痛无常处，谓之聚。故以是别知积聚也。

【译文】

问：病有积和聚，应该怎么区分它们呢？

答：积是五脏精血津液积蓄而成，聚是六腑阳气抟聚而成。阴病的特征是沉而伏，阳病的特征是浮而动。由有形的阴气积聚而生为积，由无形的气聚合而成为聚。所以，积是五脏形成的，聚是六腑形成的。积为阴，发病部位固定，不游走，痛处固定，病灶边缘清晰；聚为阳，发病部位不固定，可以

---

[1] 阴气：指精血津液。

[2] 阳气：指六腑之气。

四下游走，病灶边缘不清晰，痛无定处。由此可以来区别"积"和"聚"。

【按语】

本难主要论述了积与聚的症状和鉴别。《内经》论积聚，笼统指腹中有形之物，《内经》中的"积"，同时包含了"积"和"聚"的概念，并没有将"聚"明确地作为一种病症来阐述，同时，《内经》并没有明确将"积"和"聚"对比区分开。真正将"积"和"聚"明确区分，是从《难经》开始的。

本难将"积"与"聚"作了区别，所论积聚的阴阳属性、诊察要点、脉象特征以及预后等，均为《内经》所未及，在理论和临床上有重要意义。

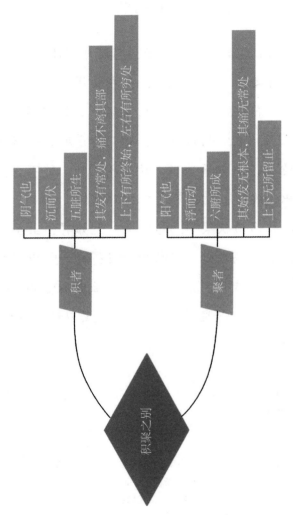

五十五难之阴积阳聚图

五十六难

曰：五脏之积，各有名乎？以何月何日得之？

然：肝之积名曰肥气[1]，在左胁下，如覆杯[2]，有头足[3]。久不愈，令人发咳逆，痎疟[4]，连岁不已。以季夏[5]戊己日得之。何以言之？肺病传于肝，肝当传脾，脾季夏适王，王者不受邪，肝复欲还肺，肺不肯受，故留结为积。故知肥气以季夏戊己日得之。

心之积名曰伏梁[6]，起脐上，大如臂，上至心下。久不愈，令人病烦心。以秋庚辛日得之。何以言之？肾病传心，心当传肺，肺以秋适王，王者不受邪，心复欲还肾，肾不肯受，故留结为积。故知伏梁以秋庚辛日得之。

---

[1] 肥气：五脏积病之一，杨玄操注："肥气者，肥盛也，言肥气聚于左胁下，如覆杯突出，如肉肥盛之状也。"

[2] 覆杯：指倒过来的杯子。又，《医心方·治积聚方》引《医门方》"杯"作"坏"，"坏"是瓦未烧者，可参。

[3] 有头足：《脉经》卷六《肝足厥阴病证第一》，《针灸甲乙经》卷八《经络受病入肠胃五脏积发伏梁息贲肥气痞气奔豚第二》，《备急千金要方》卷十一《肝脏脉论第一》"有头足"三字下面还有四字"如龟鳖状"。

[4] 滑寿注："咳逆者，足厥阴之别，贯膈上注肺，肝病故胸中咳而逆也。二日一发为痎疟，《内经》五脏皆有疟，此在肝为风疟也。"

[5] 季夏：农历六月。

[6] 伏梁：五脏积病之一，因积块形大如臂，伏于上腹部，像房梁一样而得名。

脾之积名曰痞[7]气，在胃脘，复大如盘。久不愈，令人四肢不收，发黄疸[8]，饮食不为肌肤。以冬壬癸日得之。何以言之？肝病传脾，脾当传肾，肾以冬适王，王者不受邪，脾复欲还肝，肝不肯受，故留结为积。故知痞气以冬壬癸日得之。

肺之积名曰息贲[9]，在右胁下，复大如杯。久不已，令人洒淅寒热，喘咳，发肺壅。以春甲乙日得之。何以言之？心病传肺，肺当传肝，肝以春适王，王者不受邪，肺复欲还心，心不肯受，故留结为积。故知息贲以春甲乙日得之。

肾之积名曰贲豚[10]，发于少腹，上至心下，若豚状，或上或下无时。久不已，令人喘逆，骨痿少气。以夏丙丁日得之。何以言之？脾病传肾，肾当传心，心以夏适王，王者不受邪，肾复欲还脾，脾不肯受，故留结为积。故知贲豚以夏丙丁日得之。

此五积之要法也。

---

[7] 痞：痞塞不通。
[8] 黄疸：黄，脾之正色；疸，湿热之病。
[9] 息贲：五脏积病之一。贲，通奔。息贲，气息奔迫，即呼吸急促的意思。因积块位于胁下，肺气不能肃降而气喘，故得名。
[10] 贲豚：五脏积病之一。豚，小猪。滑寿注："贲豚，言若豚之贲突，不常定也，豚性躁，故以名之。"

【译文】

五脏的"积"病，都有名字吗？容易在何月何日得病？

答：肝积名叫肥气，因为它的形状就像是肉很肥盛的样子，位置在左胁下，样子像倾倒的杯子，积块上下的界线明显。长时间不治愈的话就会使人咳嗽、气逆，每两日寒热交替发作，就像得了疟疾一样，经年不愈。肝积得病在农历六月戊己日。为什么呢？因为肺病传肝，肝病本应传脾，但农历六月脾旺不受邪，所以邪气不能传给脾，只能反传给肺，但是恰恰金克木，同时土旺又生金，因此邪气也不能反传给肺，于是邪气只能留滞在肝，久而久之形成肝积。这就是为什么说肝积得病在农历六月戊己日的原因。

心积名叫伏梁，位置在心下至脐上，形状如屋舍房梁，大小像手臂一样。长时间不治愈的话就会使人心烦不宁。心积得病在秋庚辛日。为什么这么说呢？因为肾病传心，心病本应传肺，但秋季为肺的旺季，不受邪，所以邪气不能传给肺，只能反传给肾，但是水克火，同时金旺又生水，因此邪气也不能反传给肾，于是邪气只能留滞在心，久而久之形成心积。这就是为什么说心积得病在秋庚辛日的原因。

脾积名叫痞气，位置在胃脘部，形状像反盖在肚脐上的盘子。长时间不治愈的话就会使人虽然吃得多，但是四肢瘦，肌肤发黄。脾积得病在冬季壬癸日。为什么这么说呢？因为肝病传脾，脾病本应传肾，但冬季为肾的旺季，不受邪，所以邪气不能传给肾，只能反传给肝，但是木克土，同时水旺又生木，因此邪气也不能反传给肝，于是邪气只能留滞在脾，久而久之形成脾积。这就是为什么说脾积得病在冬季壬癸日的原因。

肺积名叫息贲，位置在右胁部，形状如倾倒的杯子，长时间不治愈的话就会使人恶寒发热，咳喘，时间长了患上肺痈。肺积得病在春季甲乙日。为什么这么说呢？因为心病传肺，肺病本应传肝，但春季为肝的旺季，不受邪，所以邪气不能传给肾，只能反传给心，但是火克金，同时木旺又生火，因此邪气也不能反传给心，于是邪气只能留滞在肺，久而久之形成肺积。这就是为什么说肺积得病在春季甲乙日的原因。

肾积的名称叫贲豚，位置在少腹至心下，形状如豚，上下奔走不定，长时间不治愈的话就会使人咳喘气逆，痿弱无力。肾积得病在夏季丙丁日。为什么这么说呢？因为脾病传肾，肾病本应传心，但夏季为心的旺季，不受邪，所以邪气不能传给心，只能反传给脾，但是土克水，同时火旺又生土，因此邪气也不能反传给脾，于是邪气只能留滞在肾，久而久之形成肾积。这就是为什么说肾积得病在夏季丙丁日的原因。

这就是五脏"积"的特点。

【按语】

本难主要论述了五脏积的名称、部位、形态、发病机制与病候等。与《内经》相比较，本难有如下几个特点：第一是更加系统、全面地论述了脏积证；第二是明确描述了五脏积块部位；三是强调了通过腹部按诊发现积块的方法；四是突出了"脏气法时"这一概念在积证形成中的重要作用。

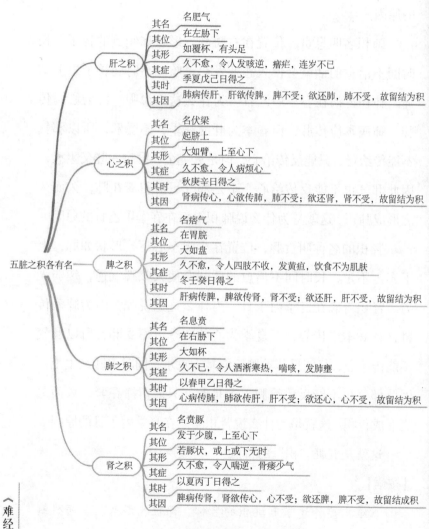

五十六难五脏之积各有名图

五十七难

曰：泄凡有几？皆有名不？

然：泄凡有五，其名不同。有胃泄，有脾泄，有大肠泄，有小肠泄，有大瘕[1]泄，名曰后重。

胃泄者，饮食不化，色黄。

脾泄者，腹胀满，泄注[2]，食即呕吐逆。

大肠泄者，食已窘迫[3]，大便色白，肠鸣切痛[4]。

小肠泄者，溲而便脓血，少腹痛。

大瘕泄者，里急后重，数至圊而不能便，茎中痛。

此五泄之要法也。

【译文】

问：称为泄的病有几种？都有名字吗？

答：泄有五种，它们分别称作：胃泄、脾泄、大肠泄、小肠泄、大瘕泄（也叫后重）。

胃受病为泄，饮食不消化，面色黄。

---

[1] 瘕：此处指病疾类。

[2] 泄注：水泄如注。

[3] 窘迫：急迫。

[4] 切痛：如刀切痛。

脾受病为泄，腹部胀满，泄下如注，若进食则呕吐。

大肠受病为泄，刚进饮食就想如厕，大便色白，肠鸣声明显，腹痛犹如刀切。

小肠受病为泄，小便时即欲大便，便中夹带脓血，少腹痛。

大瘕泄类似现在的痢疾，很急切地去厕所，但又不能便出，小便时阴茎也会很痛。

这就是五泄的特点。

【按语】

本难主要论述了五泄的名称与症状，在分清病位和辨明病因方面为我们做了很好的启示。

《内经》在泄泻病证方面有丰富的经验，但尚未对泄泻做系统分类，更未将普通泄泻与痢疾加以区别。《难经》则将泄泻分为五种，并首次将痢疾与普通泄泻病进行了明确区分。除此之外，《难经》按脾胃、大小肠分类，十分重视对患者临床症状、排泄物性状的对比观察，在鉴别诊断方面有重要指导意义。

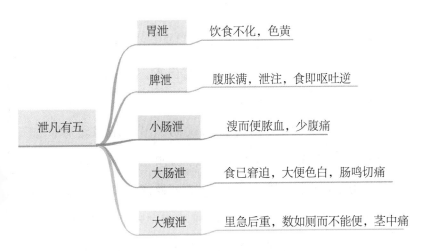

五十七难之五泄图

五十八难

曰：伤寒有几？其脉有变不[1]？

然：伤寒[2]有五，有中风，有伤寒，有湿温，有热病，有温病[3]，其所苦各不同。

中风之脉，阳浮而滑，阴濡而弱[4]；湿温之脉，阳濡而弱，阴小而急；伤寒之脉，阴阳俱盛而紧涩；热病之脉，阴阳俱浮，浮之而滑，沉之散涩；温病之脉，行在诸经，不知何经之动也，各随其经之所在而取之。

伤寒有汗出而愈，下之而死者；有汗出而死，下之而愈者，何也？

然：阳虚阴盛，汗出而愈，下之即死；阳盛阴虚，汗出而死，下之而愈。

寒热之病，候之如何也？

然：皮寒热者，皮不可近席，毛发焦，鼻槁，不得汗；肌寒热者，皮肤痛，唇舌槁，无汗；骨寒热者，病无所安，汗注不休，齿本槁痛。

---

[1] 不：通"否"。变：通"辨"。

[2] 伤寒：这里是广义伤寒，指外感发病。

[3] 温病：此处指流行瘟疫病。

[4] 阴阳指尺寸而言，下同。风为阳邪，伤卫在表，故寸脉浮滑；风邪开泄，汗出营虚，故尺脉濡弱。

【译文】

问：伤寒病有几种？它们的脉象如何辨别呢？

答：伤寒病包含五种，分别称为中风、伤寒、湿温、热病、温病，它们的症状表现各不相同。

脉的阴阳分别，寸为阳，尺为阴，轻取为阳，重取为阴。中风脉寸浮而滑，尺濡弱，轻取浮缓，重濡软。湿温脉，湿为阴邪，阻遏阳气，又在表，故寸脉濡弱；暑热内蕴，邪盛而郁遏，故尺脉小急。伤寒脉，寒邪在外，正气在里，势均力敌出现盛状，寒主收引见紧脉，寒则涩而不流，寒伤营，脉见涩。热病脉，因热而病，寸尺脉都浮，热与心通，心主血，见脉滑，热为阳脉浮，外盛则里虚，里气血皆有不足，可见散涩脉，温病脉，因属疫疠之气，归经无常，应观其脉证，知犯何逆，随证治之，或针刺或用药各归其经。

问：伤寒的病有用发汗法治愈的，用了泻下法就见危症死症的；也有用发汗法，汗出后造成危症死症，用泻下法就能痊愈的。这是为什么呢？

答：阴邪在表，正邪不定，数动正气，邪随汗出，自然病愈，若用泻下法则中气受伤，邪随之入里，正阳伤而邪气盛，见危见死。阳盛热多，阴虚津精亏少，误用发汗，促使津液耗竭，预后不良，若用泻下法则热气除，自然病愈。

问：寒热证的表现是什么样子的呢？

答：表皮寒热的，皮肤不能贴着芦苇竹子类编制的席子，

论病

毛发干燥毛糙，鼻腔发干，不能发汗；肌肉有寒热者，肌肉疼痛，唇干舌枯，也不可发汗；骨有寒热，人焦躁不安，汗出如注不止，牙齿干枯而疼痛。

【按语】

　　本难论述了"伤寒有五"，从尺寸分阴阳以诊断、鉴别各种不同类型的外感热病。通过寸口脉位的阴阳划分，体现了《内经》所说的"善诊者，察色按脉，先别阴阳"的诊法原则，为疾病的阴阳病机辨析提供了脉诊方面的重要诊断资料。同时，本难接过《素问·热论》伤寒的话题，明确地将伤寒分为广义与狭义两个概念，对后世解释伤寒与伤寒书籍的撰写有着重大的指导意义。

五十九难

曰：狂癫之病，何以别之？

然：狂疾之始发，少卧而不饥，自高贤也，自辨[1]智也，自倨贵[2]也，妄笑好歌乐，妄行不休是也[3]。癫疾始发，意不乐，僵仆直视[4]。其脉三部阴阳俱盛是也。

【译文】

问：怎样辨别狂和癫这两种疾病呢？

答：狂发于阳，癫发于阴。狂疾开始发作时，不欲睡眠，不欲饮食，自己说自己是多么的贤德智慧，多么尊贵之类，歌唱欢笑，来回走动不休，这就是阳盛为病，使人善动不能安静的表现。癫是重阴之病，阴主静，所以癫疾开始发作的时候，病患会表现出闷闷不乐的样子，身体筋骨僵硬，目直视而仆倒。狂疾三阳脉俱盛，癫疾三阴脉俱盛。

---

[1] 辨：同辩，能言善辩也。

[2] 倨贵：明本《难经》作"贵倨"，可据改。倨，傲慢之意。贵倨，因尊贵而态度傲慢，义顺。

[3] 杨玄操注："狂病之候，观其人初发之时，不欲眠卧，又不肯饮食，自言贤智尊重，歌笑行走不休，皆阳气盛所为，故经言'重阳者狂'，此之谓也。"

[4] 僵仆直视：明本《难经》作"直视僵仆"，义长。后倒曰僵，前倒曰仆。僵仆，跌倒的意思。

【按语】

本难主要论述了如何区分狂和癫，将神志错乱的"狂癫"分为外感、内伤两类，对于中医神志病学有着重大学术价值和临床指导意义。

本难论癫狂病的临床症状，各有特点，历代医家均认为与《灵枢·癫狂》无异而内容更加简约，有其可取之处，但美中不足的是，仍未将痫证分离出来。

六十难

曰：头心之病，有厥痛，有真痛，何谓也？

然：手三阳之脉，受风寒，伏留而不去者，则名厥头痛；入连在脑者，名真头痛[1]。其五脏气相干，名厥心痛；其痛甚，但在心，手足青[2]者，即名真心痛。其真[3]心痛者，旦发夕死，夕发旦死。

【译文】

问：在头痛病和心痛病中，都分厥痛和真痛，是怎么回事呢？

答：手三阳经由手走头，如果感受风寒侵袭，风寒留滞不去，阳气厥逆，运行不畅引发的头痛叫厥痛；如果风寒随经入脑中引发头痛，称为真头痛。心为君主之官，五脏中其他四脏经络都与心相连，如果其他四脏发病而逆传向心，

---

[1] 真头痛：滑寿注："真头痛，其病甚，脑尽痛，手足清至节，死不治。盖脑为髓海，真气之所聚，卒不受邪，受邪则死。"
[2] 青：通"清"，冷也。杨玄操注："诸经络皆属于心。若一经有病，其脉逆行，逆则乘心，故曰厥心痛，是五脏气冲逆致痛，非心家自病也。心者，五脏六腑之主，法不受病，病则神去气竭，故手足为之清冷也。心痛，手足冷者，为真心痛；手足温者，为厥心痛也。头痛亦然。"
[3] 滑寿云："真字下当欠一头字，盖阙文也。"当据补。

干扰心君引发心痛，称为厥心痛。如果发病在心本脏，痛感非常，手足发青而冰冷，则为真心痛。真心痛病情危急，朝发夕死，夕发朝死，可在一天之内夺人性命。

【按语】

本难主要论述了厥痛和真痛。有关厥头痛、真头痛以及厥心痛、真心痛，《灵枢·厥病》描述甚详，对临床鉴别诊断以及针刺治疗确有指导作用，但对其机制并未阐述。《难经》则把握其要，明确指出头痛和心痛可以由其他脏的病症引起，可以通过症状来分辨，他脏病引起的为"厥痛"，预后较好，本脏病引起的为"真痛"，预后不良，对辨清头痛、心痛的病因有原则性的说明作用。

六十一难

曰：经言望而知之谓之神，闻而知之谓之圣，问而知之谓之工，切脉而知之谓之巧[1]。何谓也？

然：望而知之者，望见其五色以知其病。闻而知之者，闻其五音以别其病[2]。问而知之者，问其所欲五味，以知其病所起所在也[3]。切脉而知之者，诊其寸口，视其虚实，以知其病，病在何脏腑也。

经言以外知之曰圣，以内知之曰神[4]，此之谓也。

【译文】

问：医经上说，医者通过望诊而知道病情的，称为神；通过闻诊而知道病情的，称为圣；通过问诊而知道病情的，称为工；通过脉诊而知道病情的，称为巧。这是怎样解释的呢？

---

[1]神：精湛微妙。圣：明于事理。工：技术熟练。巧：技术精巧。丹波元胤注："夫望闻与问，以医之听视，测病之情态，故曰神、曰圣、曰工，唯诊脉一事，在于手技，故曰巧也。"

[2]滑寿注："袁氏曰：闻五脏五声以应五音之清浊，或互相胜负，或其音嘶嗄之类，别其病也。"

[3]滑寿注："袁氏曰：问其所欲五味中偏嗜偏多食之物，则知脏气有偏胜偏绝之候也。"

[4]滑寿注："以外知之，望、闻；以内知之，问、切也。神微妙，圣通明也。又总结之，言圣神则工巧在内矣。"

答：望诊是通过观察五色情况来知晓病人的病情的。前文有讲五脏各有声、音相合，气息深浅粗细各有区别，闻诊通过听且辨识声音的情况来知晓病人的病情。因五味入五脏，各有所喜各有所苦，问诊就是详细察问病人对于五味的爱好知晓病人的病情。通过切寸口脉来探知病人的病情，了解疾病的虚实，病在哪一脏、哪一腑，这就是切诊。

医经说可以通过望诊、闻诊来知晓病人病情的医者明于事理；可以通过问诊、切诊来知晓病人病情的医者医术精湛微妙。

【按语】

本难主要论述的是诊法，《难经》虽然认为诊脉至关重要，具有"决五脏六腑死生吉凶"之功，但同时也将脉诊作为望闻问切四诊方法之一，具体诊病，必须把脉象与其他诊病方法所得诊病资料参合分析，才能准确把握病机，诊断病证。《难经》最先强调了中医望闻问切，四诊合参，并首先明确了四个诊法各自的特点。

六十二难

曰：脏井荣有五[1]，腑独有六者，何谓也？

然：腑者阳也。三焦行于诸阳，故置一俞名曰原[2]。腑有六者，亦与三焦共一气也。

【译文】

问：属脏的经脉都有井、荣、输、经、合五个腧穴，为什么属腑的经络有六个（腧穴）呢？

答：腑为阳，三焦为元气之别使，敷布元气于全身，三焦之气运行于诸腑阳经之中，所以添置一穴位，名为"原穴"。原穴再合上五输穴，共六腧穴。其实五脏经脉也有原穴，只是与第三个穴位"输"相同，没有特别提出而已。

【按语】

本难主要强调了原穴的意义。《内经》中无"原穴"其名，

---

[1] 五：这里是井、荣、输、经、合五输穴。所出为井，所溜为荣，所注为输，所行为经，所入为合。

[2] 原：通"元"意。三焦，指上中下三焦之气。三焦为元气之别使，敷布元气于全身，其运行于诸腑阳经之中，因而添置一原穴。

具有原穴含义的"原"字，见于《灵枢》"九针十二原""本输"，《难经》在本难和六十六难均提出了十二原穴的说法。

本难中明确指出了十二原穴的分布特点，原穴是人体脏腑经络元气输注留止的部位，三焦属腑，三焦之气行于诸阳经之间，与诸阳经贯通一气。由于三焦散布元气运行于外部，阳经的脉气较阴经盛长，故而在诸阳经五输穴之外，三焦之气所过处，另立一原穴，取"所过为原"之意。

六十三难

曰:《十变》言,五脏六腑荥合,皆以井为始者,何也?

然:井者,东方春也,万物之始生。诸蚑行[1]喘息,蛷[2]飞蠕动,当生之物,莫不以春生。故岁数始于春,日数始于甲,故以井为始也。

【译文】

问:《十变》中说,五脏六腑的腧穴都是以井穴开始的,为什么呢?

答:井穴对应东方春升之气,万物开始生发的象。自然界中,冬天蛰伏的各种虫类都在春天开始活动。一年四季以春为开始,干支纪日法中,日数也是以甲为开始,因此五输穴中以"井"为始。道理也与此类似。

---

[1] 蚑行:虫缓慢爬行的样子。
[2] 蛷:井中的虫,即蚊的幼虫,孑孓。

六十四难

曰：《十变》又言，阴井木，阳井金；阴荥火，阳荥水；阴俞土，阳俞木；阴经金，阳经火；阴合水，阳合土。阴阳皆不同，其意何也？

然：是刚柔之事[1]也。阴井乙木，阳井庚金。阳井庚，庚者，乙之刚也；阴井乙，乙者，庚之柔也。乙为木，故言阴井木也；庚为金，故言阳井金也。余皆仿此。

【译文】

问：《十变》中还说，阴经的井、荥、输、经、合穴配五行顺序为木、火、土、金、水；阳经的井、荥、输、经、合穴与五行相配的顺序为金、水、木、火、土。阴阳经脉五输穴的五行属性不同，这是为什么呢？

答：这里是取了"刚柔相济"的意思。阴阳经的五输穴不仅配上五行的性质，又与天干的阴阳相配。阴经井穴为乙木，阳经井穴为庚金，阳金克阴木，乙木为庚之柔，也如夫

---

[1]丁锦注："井荥俞经合，俱以五行阴阳为配偶，但有一阴一阳俱有相克，是何意也？言阳与阴配合，取刚柔之义耳。如阴井木，阳井金，是乙为庚合也。乙为阴木，合庚之阳金，故曰庚乃乙之刚，乙乃庚之柔也。……如此配合，则刚柔相济，然后气血流通不息。"

妻的意思，乙木、庚金相合随夫姓而化生金。阴阳经井穴如此，荥、输、经、合都按此法。释如下：阴荥丁火，阳荥壬水，丁壬合化木；阴俞己土，阳俞甲木，甲己合化土；阴经辛金，阳经丙火，丙辛合化水；阴合癸水，阳合戊土，戊癸合化火。以此类推。

【按语】

这一难主要论述了五输穴的阴阳五行属性，五输穴在阴经阳经中有五行属性的不同，这一点对临床用针有着重要的指导意义。

同时本难进一步从阴阳经脉五输穴的阴阳五行属性阐述了井穴为十二经阴阳经气交接点。十二经井穴均位于四肢末端，阴经井穴就是在此与阳经井穴相连的，其中，阴经井穴属木，阳经井穴属金，阴阳刚柔相济，五行生克制化，气血才得以顺利交接运行。

六十五难

曰：经言所出为井，所入为合，其法奈何？

然：所出为井，井者，东方春也，万物之始生，故言所出为井也。所入为合，合者，北方冬也，阳气入藏，故言所入为合也。

【译文】

问：医经中说五输穴中，出为井，入为合，是为什么呢？

答：出为井，井应东方春，为万物的开始。井、荥、输、经、合反映的是一个经脉的气像流水一样由小到大，由浅入深，由经络入脏腑的过程。合就是入里，入脏腑，收藏归藏之意，应北方冬藏之象。所以说五输穴，出为井，入为合。

【按语】

五输穴是中医针灸学中十分重要的部分，《内经》强调取穴时"论标本"，其中的"本"，指的就是五输穴。本难中天地四方的东为日出的方位，四季中以春为万物生发的时节，以东方春日阳气生发，类比井穴为经气初出和萌发之所，具有深刻的生理学意义。

本难应用类比的方法，将四季、四方时空观念进行联系，分析五输穴以井为始和井合出入的经穴生理，论证井穴的重要性、五输穴经气走向与时间盛衰规律，从而形成了四时选刺相应五输穴的原则和方法，对后世的针法治疗具有重要的指导意义。

六十六难

曰：经言肺之原出于太渊，心之原出于太陵[1]，肝之原出于太冲，脾之原出于太白，肾之原出于太溪，少阴之原出于兑骨，胆之原出于丘墟，胃之原出于冲阳，三焦之原出于阳池，膀胱之原出于京骨，大肠之原出于合谷，小肠之原出于腕骨。十二经皆以俞为原者[2]，何也？

然：五脏俞者，三焦之所行，气之所留止也。

三焦所行之俞为原者，何也？

然：脐下肾间动气者，人之生命也，十二经之根本也，故名曰原[3]。三焦者，原气之别使也，主通行三气，经历于五脏六腑[4]。原者，三焦之尊号也，故所止辄为原。五脏六腑之有病者，皆取其原也。

---

[1] 太陵：大陵。本属手厥阴心主之俞，今称心之原，据《灵枢·邪客》篇，心为人体最重要的脏器，外有心包护卫，心病则心包代为受邪，故心经无俞而心包经腧穴代治，故太陵亦称心之原。也可取掌后兑骨之端（神门）。

[2] 十二经皆以俞为原者：阴经以俞为原，阳经则俞自俞、原自原。十二经以俞为原，是笼统而言。

[3] 叶霖注："三焦之根，起于肾间命门，人之生命之原，十二经之根本，皆系于此。……三焦主持相火，为肾中原气之别使，是十二经之营卫流行，皆三焦之所使也，通行生气于五脏六腑之腧穴，其所留止，辄谓之原，以其原于命门动气间而得名。"

[4] 张世贤注："三焦乃原气之别使，主通行上中下三焦之气也。下焦禀原气，原气者即真元气也。上达于中焦，主受五脏六腑水谷精悍之气，化为荣卫，荣卫之气得真元之气相合，主气通行，达乎上焦，始终历乎五脏六腑也。"

【译文】

问：医经上说，肺经原穴是太渊，心经原穴是太陵，肝经原穴是太冲，脾经原穴是太白，肾经原穴是太溪，少阴肾经原穴是兑骨，胆经原穴是丘墟，胃经原穴是冲阳，三焦经原穴是阳池，膀胱经原穴是京骨，大肠经原穴是合谷，小肠经原穴是腕骨。阴经以俞为原，阳经则俞自俞、原自原，为什么呢？

答：五脏腧穴是三焦通行流注元气的处所，所以说五脏以俞为原。

为什么以三焦通行流注元气的处所作为原穴呢？

答：肾间动气是人的生命之原，十二经脉的根本。三焦主持相火，为肾中元气之别使，调节十二经营卫的流行，通行生气入五脏六腑的腧穴。三焦之气其所流止的地方，就称为"原"，因为三焦之气是源于肾间动气的。当五脏六腑出现了疾病的时候，应当取对应的原穴进行治疗。

【按语】

原穴是命门元气通过三焦输注到十二经脉的集聚之所，在阳经专有原穴，在阴经则以俞代原。原穴在疾病治疗中发挥着调补命门元气及其在各脏腑经脉生理效应的作用。原穴的治疗作用主要体现在针灸、推拿等治法中。按《内经》虚证忌针的原则，从原穴治疗虚证主要用灸法，各种实证或虚实夹杂证则广泛使用针法。它不仅能充实各脏腑元气，而且能通达三焦，维护元气的正常运行，从而调整脏腑经络虚实，抗御病邪。本难中明确提出原穴是人体元气输注于脏腑经络所留止的部位，将原穴命名的含义提到元气的学术高度，对于理解原穴的穴性、功能、主治有重要的价值。

本难中再次强调了元气的重要性，本难中所说的"肾间动气"指命门元气，有命门在肾间之意。元气是关系生命存亡的本源之气，有则生，无则死。它是生命活动中激发、推动、生化的源动力。精化气，它由先天之精化生而来，先天之精在胚胎生成脏腑、经脉以及精血津液，需有元气的激发、推动才能进行各种气化活动；它使三焦有所禀受，是三焦气化产生各生理效应的源泉；它能纳气归原，是呼吸功能的关键；同时，它又是人体抗御邪气的功能主宰，称为"守邪之神"。

"三焦者，原气之别使也"，虽然《内经》中也有"三焦"的说法，但《难经》中所说的三焦和《内经》中的有很大不同，本难突破了后天气化内涵，开拓了中医学三焦理论的新范畴，并融入《难经》先天生命系统之中，开创了中医先天生命理论的学术体系。本难中论述的"原气—三焦—肾间动气"三者之间的关系，为后世医家提出"原气—三焦—肾间动气"系统提供了理论依据。

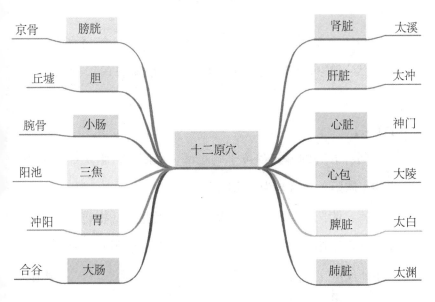

六十六难之十二原穴图

六十七难

曰：五脏募皆在阴，而俞皆在阳者^[1]，何谓也？

然：阴病行阳，阳病行阴^[2]。故令募在阴，俞在阳。

【译文】

问：五脏的募穴都位于胸腹部（属阴），腧穴都位于腰背部（属阳），这是为什么呢？

答：阴阳经络，气相交贯，脏腑腹背之气相通，阴病病气常出行于阳分的腧穴，阳病病气常入行于阴分的募穴。所以在针灸治疗选穴的时候，阴病可以从阳治，阳病可以从阴治，"从阳引阴，从阴引阳"。

【按语】

本难主要论述了五脏的俞募穴，五脏有俞、有募，募在阴，俞在阳，将人体阴阳相互贯通，使脏腑经脉内外相互影响。在生理上，脏腑经气可以由俞、募穴由阴行阳，由阳行阴，

---

[1] 五脏募：是指位于胸腹部的五脏募穴，它们是经气聚集之处。"俞"通"输"，转输的意思，脏腑之气由此转输于体表。五脏俞，是指位于腰背部的五脏腧穴，均在脊两侧一寸半的足太阳膀胱经上。

[2] 滑寿注："阴病行阳，阳病行阴者，阴阳经络，气相交贯，脏腑腹背，气相通应，所以阴病有时而行阳，阳病有时而行阴也。《针法》曰：从阳引阴，从阴引阳。"

阴阳互通，维持脏腑经脉之气的协调。在病理上，内脏或阴经有病，其病气也常出行于阳分的腧穴，所以刺在阳的背俞穴，可治阴病；体表或阳经有病，其病气常出行于阴分的募穴，所以刺在阴的腹募穴，可治阳病。这与《素问·阴阳应象大论》"阴病治阳，阳病治阴"和"从阴引阳，从阳引阴"的道理是一致的，体现了中医"整体观念"的特色。

六十八难

曰：五脏六腑，皆有井荥俞经合，皆何所主？

然：经言所出为井，所流为荥，所注为俞，所行为经，所入为合[1]。井主心下满，荥主身热，俞主体重节痛，经主喘咳寒热，合主逆气而泄[2]。此五脏六腑井荥俞经合所主病也。

【译文】

问：五脏六腑都有五输穴——井、荥、输、经、合，这些穴位都主治哪些病症呢？

答：医经说，经脉之气微弱浅小，经气开始发出之处，像水的源头一样的地方，为井穴；经脉之气渐盛，经气开始流行，如同刚出泉的水成小流的地方，为荥穴；经脉之气较盛，经气始注，由浅渐深转流到他处，如水流渐大由浅入深

---

[1] 滑寿注："井，谷井之井，水源之所出也。荥，绝小水也，井之源本微，故所流尚小而为荥。俞，输也、注也，自荥而注，乃为俞也。由俞而经过于此，乃谓之经。由经而入于所合，谓之合，合者，会也。"

[2] 滑寿注："井，主心下满，肝木病也，足厥阴之支，从肝别贯膈，上注肺，故井主心下满。荥，主身热，心火病也。俞，主体重节痛，脾土病也。经，主喘咳寒热，肺金病也。合，主逆气而泄，肾水病也。谢氏曰：此举五脏之病，各一端为例，余病可以类推而互取也。"

灌入的地方，为输穴；经脉之气充盛，经气流行，像水在河谷中畅通流淌的地方为经穴；经脉之气盛大，经气由此向更深层次运行而汇聚于其所合的脏腑，如百川汇合流入大海的地方，为合穴。井穴主治肝木病，荥穴主治心火病，输穴主治脾土病，经穴主治肺金病，合穴主治肾水病。这就是井、荥、输、经、合五输穴主治的病症。

【按语】

五输穴是针灸学的重要内容，本难指出了五输穴各自的特点及其所主病症，为后世针灸疗法的应用提供了重要的指导原则。

五输穴名称，最早见于《灵枢·九针十二原》，本难中，运用取象类比的方法，以自然界水流大小和浅深的不同变化，说明五输穴命名意义。本难依据五输穴五行配属，结合脏腑生理病理提出五输穴单穴主治规律是"井主心下满，荥主身热，俞主体重节痛，经主喘咳寒热，合主逆气而泄"，概括了五输穴不同的主治特性，是后世五输穴临床应用的基础。

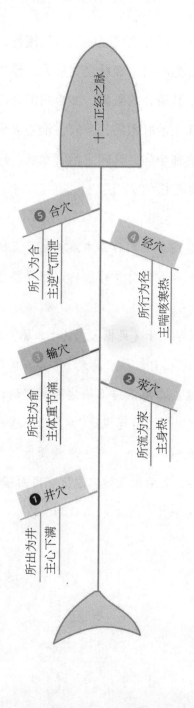

六十八难之五穴所主图

六十九难

曰：经言虚者补之，实者泻之，不实不虚，以经取之，何谓也？

然：虚者补其母，实者泻其子[1]，当先补之，然后泻之[2]。不实不虚，以经取之者，是正经自生病[3]，不中他邪[4]也，当自取其经，故言以经取之。

【译文】

问：医经中说，虚证应当用补法，实证应当用泻法，并

---

[1] 虚者补其母，实者泻其子：生我者母，我生者子。根据五行学说"母能令子虚，子能令母实"的理论，对某一脏（经）的虚证，应用补其母脏（经）或母穴的方法治疗；实证则应用泻其子脏（经）或子穴的方法治疗。

[2] 当先补之，然后泻之：系衍文，当删。滑寿注："先补后泻，即后篇阳气不足，阴气有余，当先补其阳而后泻其阴之意，然于此义不属，非阙误即衍文也。"

[3] 正经自生病：其含义同前面四十九难的"正经自病"。这里的"正经"，类似于现代意义上的"经别"，即经脉的"内行线"，指经脉向内连通五脏的经络以及五脏之间彼此相连的经络。十二经别是十二正经离、入、出、合的别行部分，是正经别行深入体腔的支脉。十二经别多从四肢肘膝关节附近的正经别出（离），经过躯干深入体腔与相关的脏腑联系（入），再浅出于体表上行头项部（出），在头项部，阳经经别合于本经经脉，阴经经别合于其相为表里的阳经经脉（合）。这种关系加强了十二经脉的内外联系，更加强了经脉所属络的脏腑在体腔深部的联系，补充了十二经脉在体内外循行的不足。

[4] 他邪：既包含了外感病因，也包括了他经的传变。

非明显的实证或虚证的，依据所病经脉取穴即可，该如何理解呢？

答：生我者母，我生者子。根据五行学说"母能令子虚，子能令母实"的理论，对某一脏（经）的虚证，应用补其母脏（经）或母穴的方法治疗；实证则应用泻其子脏（经）或子穴的方法治疗。并非明显的实证或虚证的是本经原发病，并非由于受他经虚实病变影响而致疾患，这个时候依据所病经脉取穴即可。

【按语】

本难从人体各经络之间的关系及五行角度论述了虚实补泻的道理。"虚则补之，实则泻之"的针刺原则亦多次见于《内经》，均是指治疗虚实证应用补泻法。在具体应用上，除了针刺手法上的补泻法外，本难又结合五行相生规律，提出了"虚者补其母，实者泻其子"的子母补泻法。子母补泻法又可分为本经子母补泻法和异经子母补泻法。如本经子母补泻法，肺经气虚，补本经输穴太渊（土），肺经气实，泻本经合穴尺泽（水）；又如异经子母补泻法，肺经气虚，补其母经母穴，即脾经输穴太白，肺经气实，泻其子经子穴，即肾经合穴阴谷。

七十难

曰：春夏刺浅，秋冬刺深者，何谓也？

然：春夏者，阳气在上，人气亦在上，故当浅取之；秋冬者，阳气在下，人气亦在下，故当深取之。

春夏各致一阴，秋冬各致一阳者，何谓也？

然：春夏温，必致一阴者，初下针，沉之至肾肝之部，得气，引持之阴也[1]。秋冬寒，必致一阳者，初内针，浅而浮之至心肺之部，得气，推内之阳也[2]。是谓春夏必致一阴，秋冬必致一阳。

【译文】

问：春夏季节，针刺应当浅些，秋冬季节，针刺应当深一些，这是为什么呢？

答：春季和夏季，自然界的阳气浮越，人体的阳气也

---

[1] 致：取也。引持：提引。引持之阴，谓提举针体，以引肝肾阴气上达阳分。滑寿注："春夏气温，必致一阴者，春夏养阳之义也。初下针，即沉之至肾肝之部，俟其得气，乃引针而提之，以至于心肺之分，所谓致一阴也。"
[2] 推：送也。内：纳入。推内之阳，谓将针插入，以推送心肺的阳气深达阴分。滑寿注："秋冬气寒，必致一阳者，秋冬养阴之义也。初内针，浅而浮之至心肺之部，俟其得气，推针而内之，以达于肾肝之分，所谓致一阳也。"

行于上部和浅层，针灸言深浅，皮毛为表，分肉（肌肉）为浅，筋骨为深。春夏阳气在上部，人气也在上部，所以入针应浅。秋冬阳气在下，人气也在下，所以下针应深。

春夏两季需要各致一阴之气，秋冬两季需要各致一阳之气，是什么道理呢？

答：春夏季节，天气温暖，刚一下针，深入筋骨，得肝肾之气，提举针体，以引肝肾阴气上达阳分。秋冬季节，天气寒冷，浅下针到了心肺之部，等阳气聚集到针，得气，然后将针插入，以推送心肺的阳气深达阴分。这就是春夏必致一阴，秋冬必致一阳的意思。

【按语】

本难从"天人合一"的角度论述了四时的不同刺法。春夏属阳，阳盛恐怕成孤阳，所以取一阴而养之，在针刺手法上就是先深刺至筋骨阴气所在之处，得气后引持外出到阳分；秋冬属阴，阴盛恐怕成独阴，所以取一阳而养之，在针刺手法上就是先浅刺皮毛阳气所在之处，得气后插针到阴分。这种取阴养阳、取阳养阴的方法，就是《素问·四气调神大论》"春夏养阳，秋冬养阴"法则的应用。指出医者应当依四时气的深浅取不同的穴位、调整针刺的深浅，即《灵枢·终始》所说"以其时为齐"。若逆四时取穴和针刺，则会百症丛生。

七十一难

曰：经言刺荣无[1]伤卫，刺卫无伤荣，何谓也？

然：针阳者，卧针而刺[2]之；刺阴者，先以左手摄按[3]所针荣俞之处，气散乃内针。是谓刺荣无伤卫，刺卫无伤荣[4]也。

【译文】

问：医经中说，"刺荣无伤卫，刺卫无伤荣"，这是什么意思呢？

答：针刺治疗在阳分的卫气，应当使用"卧针而刺"（横刺）的手法，沿皮而刺，进针后与皮肤平行，针体平卧于皮下，以免损伤荣气（营气）。针刺治疗在阴分的荣气，要先用左手按揉所要刺治的穴位，待穴位处的卫气散开之后再进针，以免损伤卫气。这就是所谓的"刺荣毋伤卫，刺卫毋伤荣"的意思。

---

[1] 无：通"毋"，不要、禁止的意思。
[2] 卧针而刺：指横刺。
[3] 摄：牵曳引持。按：按摩。摄按，就是以手往来按摩，目的是使所针之处的卫气散开。
[4] 滑寿注："荣为阴，卫为阳，荣行脉中，卫行脉外，各有浅深也。用针之道亦然。针阳，必卧针而刺之者，以阳气轻浮，过之恐伤于荣也。刺阴者，先以左手按所刺之穴，良久，令气散乃内针，不然，则伤卫气也。"

七十二难

曰：经言能知迎随之气，可令调之；调气之方，必在阴阳。何谓也？

然：所谓迎随者，知荣卫之流行，经脉之往来也。随其逆顺而取之，故曰迎随[1]。调气之方，必在阴阳者，知其内外表里，随其阴阳而调之[2]，故曰调气之方，必在阴阳。

【译文】

问：医经说，能知晓经脉之气运行的方向，便可以进行调理；调理经脉之气，必须以阴阳为根本。这是什么意思呢？

答：经脉之气的运行，均有一定方向，凡迎着经脉之气运行方向进行针刺叫迎，逆针以夺其气，是为泻法；随着经脉之气运行的方向进行针刺叫随，顺针以济其气，是为补

---

[1] 经脉之气的运行，均有一定方向，即《灵枢·逆顺肥瘦》篇"手之三阴，从脏（胸）走手；手之三阳，从手走头；足之三阳，从头走足；足之三阴，从足走腹"。凡迎着经脉之气运行方向进行针刺，叫作迎，逆针以夺其气，是为泻法；随着经脉之气运行的方向进行针刺，叫作随，顺针以济其气，是为补法。

[2] 方，法也。在，察也。滑寿注："内为阴，外为阳，表为阳，里为阴，察其病之在阴在阳而调之也。"

法。若要调理经脉之气，首先要判别疾病在内在外，在表在里。在内、在里为阴，在外、在表为阳，之后再根据疾病的阴阳属性来用针法治疗。所以调气的方法，必察病之阴阳。

【按语】

依据经脉的走向采用迎随补泻法是针灸学的重要内容，本难主要论述了迎随补泻的针刺方法。迎随补泻法是临床常用的针刺补泻方法，使用迎随补泻法，必须察知十二经循行方向、阴阳表里虚实病候，才能正确地进行治疗，达到补虚泻实的目的。以各经之营卫之气的运行方向逆顺行针，就组成了迎随补泻针法，正如《灵枢·终始》所说："泻者迎之，补者随之，知迎知随，气可令和。"这种补泻能调节经脉气血营卫运行，再结合对病证阴阳表里的准确诊断，"知其内外表里，随其阴阳而调之"，取得阴阳平衡，治愈疾病。

七十三难

曰：诸井者，肌肉浅薄，气少^[1]，不足使^[2]也，刺之奈何？

然：诸井者，木也；荥者，火也。火者，木之子，当刺井者，以荥泻之。故经言补者不可以为泻，泻者不可以为补^[3]，此之谓也。

【译文】

问：井穴所处的位置，肌肉浅薄，经气微少，不足以使用补泻之法，若要用泻法，该如何进行针刺呢？

答：井穴，五行应木；荥穴，五行应火。木生火，火为木之子，所以当需要针泻井穴时，根据实则泻其子的原则，可以改在荥穴施用泻法。所以医经上说，需要用补法治疗的疾病，不可以妄用泻法，需要用泻法治疗的疾病，也不可以妄用补法，就是这个道理。

---

[1] 气少：指经气微少。

[2] 使：用，这里指使用补泻之法。

[3] 滑寿注："故设当刺井者，只泻其荥。以井为木，荥为火，火者，木之子也。详越人此说，专为泻井者言也。若当补井，则必补其合，故引经言补者不可以为泻，泻者不可以为补，各有攸当也。"

七十四难

曰：经言春刺井，夏刺荥，季夏刺俞，秋刺经，冬刺合者，何谓也？

然：春刺井者，邪在肝[1]；夏刺荥者，邪在心；季夏刺俞者，邪在脾；秋刺经者，邪在肺；冬刺合者，邪在肾。

其肝、心、脾、肺、肾，而系于春夏秋冬者何也？

然：五脏一病，辄有五也。假令肝病，色青者肝也，臊臭者肝也，喜酸者肝也，喜呼者肝也，喜泣者肝也。其病众多，不可尽言也。四时有数，而并系于春夏秋冬者也[2]。针之要妙，在于秋毫者也。

【译文】

问：医经中说"春刺井，夏刺荥，季夏刺俞，秋刺经，冬刺合"，是什么意思呢？

答：井属木，春主肝木而应井，肝木有邪，井能主之，故而春刺井以除肝邪；荥属火，夏主心火而应荥，心火有

---

[1] 张世贤注："井属木，春王肝木而应井，肝木有邪，井能主之，春刺井以除肝邪，恐木克土也。"余准此。

[2] 徐大椿注："其病众多，言五者之变，不可胜穷。四时有数，言病虽万变，而四时实有定数，治之之法，总不出此，其道简约易行。"

邪，荥能主之，故而夏刺荥以除心邪；输属土，长夏主脾土而应输，脾土有邪，输能主之，故而长夏刺输以除脾邪；经属金，秋主肺金而应经，肺金有邪，经能主之，故而秋刺经以除肺邪；合属水，冬主肾水而应合，肾水有邪，合能主之，故而冬刺合以除肾邪。

肝、心、脾、肺、肾五脏是如何与春、夏、季夏、秋、冬相对应的呢？

答：五脏病各有对应，比如青色、有臊臭味、喜欢食酸味、容易呼喊、哭泣，这些症状都对应肝病。症状虽然很多，但四时春夏秋冬各有定数，并荥输经合五输穴和肝心脾肺肾五脏分别与四时相对应，所以应当遵从"春刺井，夏刺荥，季夏刺俞，秋刺经，冬刺合"的规律，这便是针刺的要妙所在。

七十五难

曰：经言东方实，西方虚；泻南方，补北方[1]，何谓也？

然：金木水火土，当更相平[2]。东方木也，西方金也。木欲实，金当平之；火欲实，水当平之；土欲实，木当平之；金欲实，火当平之；水欲实，土当平之。东方肝也，则知肝实；西方肺也，则知肺虚。泻南方火，补北方水。南方火，火者木之子也；北方水，水者木之母也。水胜火。子能令母实，母能令子虚，故泻火补水，欲令金不得平木也[3]。经曰：不能治其虚，何问其余，此之谓也。

【译文】

问：医经上说，东方肝木实，西方肺金虚，泻南方心

---

[1] 东方言肝木，西方言肺金，南方指心火，北方指肾水。草刘三越注："东方实四句，当言虚劳证因也。东方实，西方虚，此两句言病证；泻南方，补北方，此两句言病因而及治法也。"

[2] 更相平：更递相制约。任锡庚注："欲，将然也。东方之木将实，西方之金当可平之；南方之火将实，北方之水当可平之，此金克木，水克火，乃五行自然之性……文固以四方立言，而大义则应于人身脏腑也。必令如此，乃得脏腑之平。"

[3] 滑寿云："金不得平木，'不'字疑衍。"并注："泻南方火者，夺子之气，使食母之有余；补北方水者，益子之气，使不食于母也。如此则过者退，而抑者进，金得平其木，而东西二方，无复偏胜偏亏之患矣。"

火，补北方肾水，是什么意思呢？

答：金木水火土五行，应当相互保持平衡制约的关系。东方属木，西方属金，金克木。东方之木将要实，西方之金可以制约它；南方之火将要实，北方之水可以制约它，以此类推。五方与五脏相对应，东方对应肝，肝实；西方对应肺，肺虚。泻南方心火，补北方肾水。南方五行属火，火为木之子；北方五行属水，水为木之母。水克火，"子能令母实"是东方肝实的病因，针对其病因，泻心火以制木，心火得泻，火不乘金，金不受克，故西方不虚而金能平木。"母能令子虚"是针对治疗而言的，即肾为肝母，滋补肾水，以助克火之力，水胜火，则心火不至于偏旺，心火受抑制，不能刑金，因此西方不虚，金能平木。医经说，如果连虚实都判别不清，虚证都无法治疗的话，就更别说治疗实证了。因此判清疾病的虚实十分重要。

【按语】

本难主要论述了肝实肺虚应用泻火补水法的原理，强调了治疗中的整体观念，应注重判清虚实。

东方属木代表肝，西方属金代表肺，东方实，西方虚，即肝实肺虚证；南方属火代表心，北方属水代表肾，泻南方，补北方，即补肾泻心。此即《难经》根据五行生克制化理论提出的"泻火补水"的法则。

肝实肺虚证的"常治之法"应当补金泻木，但本难却以泻火补水法治疗，这是运用"虚者补其母，实者泻其子"法则而制定的变通之法。其基本含义是：五脏之间既要有生，又要有克，才能维持机能活动的协调有序。东方实、西方虚，是肝木实、肺金虚，依"虚者补其母，实者泻其子"之法，肝木实，应泻其子心火；肺金虚，当补其母脾土，但肝木正盛，肝木克土，虽每日补脾，终不能敌肝木正盛之势；虽然土能生金，但金受火克，补脾仍显杯水车薪，得不偿失。所以《难经》提出泻火补水之法，不补土，不补金，而是泻南方，泻肝之子以夺其肝气，使肝木无过，肺金不虚，使金生水，则肾水得补；补北方，专补肾水，一则可制心火，二则可生肺金，心火受抑，不克肺金，以济其肺气，使金自平，金生水，故能补水。水足金旺，则金能平木。

七十六难

曰：何谓补泻？当补之时，何所取气？当泻之时，何所置气[1]？

然：当补之时，从卫取气；当泻之时，从荣置气[2]。其阳气不足阴气有余，当先补其阳，而后泻其阴；阴气不足，阳气有余，当先补其阴，而后泻其阳[3]。营卫通行，此其要也。

【译文】

问：什么是补泻呢？当需要补虚的时候，应该如何取气？需要泻实的时候，又应该如何散气呢？

答：补虚的时候，从卫分取气，即先浅刺，得气后推向深处，以收敛流散之气入内；泻实的时候，从营分散气，即先深刺，得气后提至浅处，以放散积滞之气外出。当阳经经气不足而阴经经气有余时，应当先补益阳经经气，然后再泻

---

[1]气，泛指经气。取气，取其气以补虚。置，弃置、放散的意思。置气，散其气以泻实。

[2]荣、卫，荣行脉中、卫行脉外。荣卫，这里代表部位的深浅。从卫取气，即先浅刺，得气后推向深处，以收敛流散之气入内，为补法。从荣置气，先深刺，得气后提至浅处，以放散积滞之气外出，为泻法。

[3]阴气，阴经之气。阳气，阳经之气。补、泻，即上述"从卫取气"之补，"从荣置气"之泻。

阴经经气；当阴经经气不足，阳经经气有余时，应当先补益阴经经气，然后再泻阳经经气。这就是针法补泻的要点。

【按语】

　　本难主要论述了补泻的方法与步骤。当有需要补泻的时候，一般的原则是先补正，再祛邪，这与《灵枢·终始》"阴盛而阳虚，先补其阳，后泻其阴而和之。阴虚而阳盛，先补其阴，后泻其阳而和之"的论述相通。

　　同时本难也强调了营卫在针刺治疗中的重要性。"当补之时，从卫取气；当泻之时，从荣置气。"这就是营卫补泻法。说明在进针得气后，从卫分取气，由浅向深按插，推而纳（进）之，以按为主，从卫分引气深入，将针推进下插的为补法。进针得气后，从营分散气，由深向浅抽提，动而伸之，以提为主，从营分引气外出以散之，将针动伸上提的为泻法。后世针灸家以此为基础，演变为以先浅后深、紧按慢提为补法，先深后浅、紧提慢按为泻法，是临床常用针刺补泻之法。

七十七难

曰：经言上工治未病，中工治已病，何谓也？

然：所谓治未病者，见肝之病，则知肝当传之与脾，故先实其脾气，无令得受肝之邪，故曰治未病焉。中工者，见肝之病，不晓相传，但一心治肝，故曰治已病也。

【译文】

问：医经上说，上等的医生可以在疾病未发生之前就将其治好，中等的医生可以将已经发生的疾病治好，这是什么意思呢？

答：所谓"在疾病未发生之前就将其治好"，举个例子来解释一下就是，如果患者得了肝病，那么依据五行生克规律，可以推断出这个疾病将会向脾进行传变，所以提前补益脾气，让脾不受邪，预防了脾病的发生，所以说他们能够治好"尚未发生的疾病"。中等的医生，并不知晓疾病的传变规律，见了肝病就只会医治肝病，所以说他们能够治好的只是"已经发生的疾病"。

七十八难

曰：针有补泻，何谓也？

然：补泻之法，非必呼吸出内针[1]也。知为针者，信其左；不知为针者，信其右[2]。当刺之时，先以左手厌按所针荥俞之处，弹而努之，爪而下之[3]，其气之来，如动脉之状，顺针而刺之[4]。得气因推而内之，是谓补[5]；动而伸之，是谓泻[6]。不得气，乃与男外女内[7]。不得气，是为十死不治也。

---

[1] 呼吸补泻之法，吸气进针，呼气出针，摇大针孔，为泻法；呼气进针，吸气出针，按压针孔，为补法。见于《素问·调经论》《素问·离合真邪论》。

[2] 信：信赖、善用的意思。信其左，言在针刺时，用其左手押穴，即下文"弹而努之，爪而下之"。信其右，只用持针的右手，即上文"呼吸出内针"。

[3] 弹：以指弹击所针穴处的皮肤。努：怒张，指脉络肌肉紧张。弹而努之：在进针穴位上，轻弹皮肤，使脉络和肌肉怒张，气血贯注。爪而下之：用爪甲向下掐切进针穴位，一可起到固定针穴作用，二可使皮肤感觉变为迟钝，减轻进针痛感。

[4] 顺：循、乘。顺针而刺之，即乘其气至而刺。

[5] 内：纳入深部。推而内之，是谓补：得气后，即将针推进而纳入深部，以济气之不足，这就是补法。

[6] 动：摇动。伸：舒展。动而伸之，是谓泻：摇动针身浅提，以引气外出，泻其滞气，即为泻法。

[7] 外、内，指浅刺、深刺的提插法。男外女内，即男子浅提、女子深插的方法，以此提插法激动经气，以候气来。

【译文】

问：针刺有补法和泻法，分别是什么呢？

答：补泻的方法并非指的都是呼吸补泻之法。通晓针刺方法的人，在针刺时，信用其左手压穴；不通晓针刺方法的人，只信用持针的右手（即上文所说的"呼吸补泻法"）。针刺的时候，应当用左手按压住所刺的穴位，用手指在进针穴位上，轻弹皮肤，使脉络和肌肉怒张，气血贯注，用爪甲向下掐切进针穴位，固定针穴的同时可使皮肤感觉变迟钝，减轻进针痛感。等到手指下的感觉如同脉搏跳动，表示气已至，此时应当乘气至而针刺，得气后，即将针推进而纳入深部，以济气之不足，这就是补法；得气之后，摇动针身浅提，以引气外出，泻其滞气，即为泻法。如果不得气的话，应采用男子浅提、女子深插的行针方法激动经气，以候气来。如果还不得气，则预后不良。

【按语】

本难主要论述了针刺补泻的基本手法，强调了左手配合针刺的重要性。《难经》强调左右双手行针，针刺操作时，将持针的手称为"刺手"，多为右手；按压穴位局部的手称为"押手"，多为左手。《灵枢·九针十二原》也有"右主推之，左持而御之"，即右手将针刺入穴位时，左手要加以辅助配合。双手行针法被后世针灸医家广泛应用。

刺手的作用主要是掌握、运用好针具。押手的作用主要是在进针的时候，要先用左手按压所要针刺的穴位处，通过弹、爪等法在进针前要激发脉气，进针后要寻按脉气，调整气机，本难中"知为针者，信其左"的论述，为《难经》对针刺理论深入详细的阐发。

七十九难

曰：经言迎而夺之[1]，安得无虚？随而济之[2]，安得无实，虚之与实，若得、若失；实之与虚，若有、若无，何谓也？

然：迎而夺之者，泻其子也；随而济之者，补其母也。假令心病[3]，泻手心主俞，是谓迎而夺之者也；补手心主井，是谓随而济之者也。所谓实之与虚者，牢濡之意也。气来实牢者为得，濡虚者为失，故曰若得若失也。

【译文】

问：医经上说，运用迎而夺之的泻法，哪能不会使邪气由实转虚呢？运用随而济之的补法，又哪能不会使正气由虚转实呢？虚证用补法，以充实正气，在于要有若得若失的感觉；实证用泻法，使邪势虚弱，也在于要产生若有若无的感觉，这是怎样解释的呢？

答：迎而夺之的泻法，是按照五行的母子关系，在子穴

---

[1] 迎：逆。夺：强取。迎而夺之：迎逆经脉之气而强取的泻法。

[2] 随：顺。济：援助、增益。随而济之：顺随经脉之气而助益的补法。

[3] 滑寿注："此假心为例，而补泻则云手心主，即《灵枢》所谓少阴无俞者也。"

施行泻法；随而济之的补法，是在母穴施行补法。例如属火的心经发生病变时，因为火能生土，就当针泻手厥阴心包经属土的输穴（大陵），这就是所谓迎而夺之的泻法。因为木能生火，针补手厥阴心包经属木的井穴（中冲），这就是所谓随而济之的补法。至于正邪的盛衰，在针下的感觉，就是坚紧有力和濡软无力的意思。在进行补虚时，针下感觉气来坚实有力的是得气；在进行泻实时，针下感觉濡软空虚的是气已失散。所以说，若有所得，若有所失。

【按语】

本难主要依据五输穴的五行属性、相生的次序确定迎随补泻手法的使用，即将子母补泻法与迎随补泻法相结合，提出了"子母迎随补泻法"。《难经》母子配伍方法的应用主要是补母泻子法，指出心火之实证取其输穴（土）即子穴泻之，体现了五输穴"实则泻其子"理论的运用；心火之虚证取其井穴（木）即母穴补之，是对五输穴"虚则补其母"理论的运用。同时本难还提出了对补泻正确与否的判断方法——"虚之与实，若得、若失；实之与虚，若有、若无"。

八十难

曰：经言有见[1]如入，有见如出者，何谓也？

然：所谓有见如入[2]者，谓左手见气来至乃内针，针入见气尽乃出针[3]。是谓"有见如入，有见如出"也。

【译文】

问：医经中说，经气来去时针下的感觉"有见如入，有见如出"，这是什么意思呢？

答：所谓的"有见如入，有见如出"，就是说先用左手按压穴位之处，待到指下感觉经气到来时才将针刺入，针入之后，待针下感觉经气已尽，于是出针。这就是所谓的"有见如入，有见如出"之意。

---

[1] 见：同"现"，出现、显现的意思。下同。
[2] 滑寿云："所谓'有见如入'下，当欠'有见如出'四字。"当补。
[3] 滑寿注："有见而入出者，谓左手按穴，待气来至乃下针；针入，候其气应尽而出针也。"

八十一难

曰：经言无实实虚虚，损不足而益有余，是寸口脉耶？将病自有虚实耶？其损益奈何？

然：是病[1]，非谓寸口脉也，谓病自有虚实也。假令肝实而肺虚，肝者木也，肺者金也，金木当更相平，当知金平木[2]。假令肺实而肝虚，微少气，用针不补其肝，而反重实其肺，故曰实实虚虚，损不足而益有余。此者，中工之所害也。

【译文】

问：医经上说，不要实证用补法、虚证用泻法，不要损其不足而补其有余，指的是寸口脉象，还是疾病本身的虚实？损益情况是怎样的呢？

答：不是指寸口的脉象，是指疾病本身所有的虚实而言。假使肝实而肺虚的病，肝五行属木，肺五行属金。金与木之间，可通过相互制约的关系求得平衡，所以对这种肝实肺虚的疾病，应当知道金有克木的作用，采取补肺金而克肝

---

[1] 滑寿云："'是病'二字，非误即衍。"可从，当删。
[2] 当知金平木：理当佐金平木。

论针法

木的疗法。相反的，如果是肺实而肝虚的疾病，肝木之气已经很微弱，在施行针法时，不去补益虚而不足的肝木，反而再次补益实而有余的肺金，这就是对已充实的再行补法，使其更为充实，对已虚弱的再用泻法，使其更为虚弱，错误地损其不足，补其有余。这些就是中等医工的草率粗心所造成的祸害。

【按语】

本难强调了治疗要辨清虚实，以及治法是泻实还是补虚，不能让实者更加实、虚者更加虚的道理。

针灸补泻的目标是达到阴阳平衡，"平"是《难经》针刺原理中出现最多的观点，针刺的目的是"以平为期"，即阴阳平衡，阴阳平衡的标志则是取得了好的"疗效"，即患者病痛的消失。所以"疗效"是检验针灸医生补泻正确与否的标志。疗效不好，说明气机没有平衡，医生还要继续调气，直至出现疗效；病症加重了，说明医者反而将患者的气机调乱了。针刺补泻失误，轻者乱其气血，加重病情；重者绝气危生。所谓"上工平气，中工乱经，下工绝气危生"（《灵枢·根结》）。